1日5分 朝の脳トレ強化習慣

第1週目

1日目〜7日目＋チャレンジパズル

今回は少しレベルアップ！ 解き応えたっぷりの難問にも挑戦してみましょう。1日5分、頭を働かせて、認知機能（頭の働き）の低下予防や認知症予防に役立てましょう。

諏訪東京理科大学教授 篠原菊紀

い Nバックここから

1つ前のひらがなと「同じ」「違う」を判断。

※使い方は23ページ参照

3

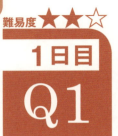

難易度 ★★☆

ワーキングメモリを鍛える
ボタンの値段を計算しよう

実行日

目標時間 **2**分 **00**秒　所要時間 ☐分 ☐秒

それぞれのボタンには値段がついています。その値段で計算します。できるだけ印をつけたりメモをしたりせずに答えましょう。

（答えは118ページです）

第1週 1日目

ボタンの値段　=500円　=50円　=5円　=1円

問1 A〜Cのうち、ボタンの合計額がいちばん高いのはどれでしょうか？

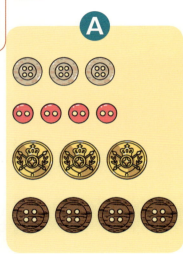
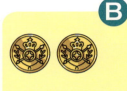
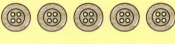

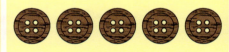
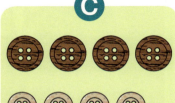
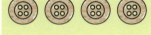
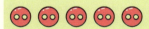
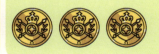
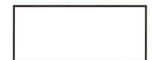

答え ☐

問2 ボタンの値段をすべて足すといくらになりますか？

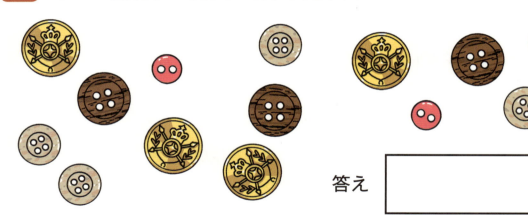

答え ☐ 円

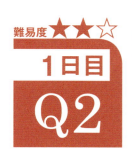

空間認知力を鍛える
イラスト間違い探し

1日目 Q2 難易度 ★★☆

目標時間 3分 00秒　所要時間 　分　　秒

2つのイラストは左右対照になっていて、違うところが7か所あります。違うところをすべて探しましょう。

（答えは118ページです）

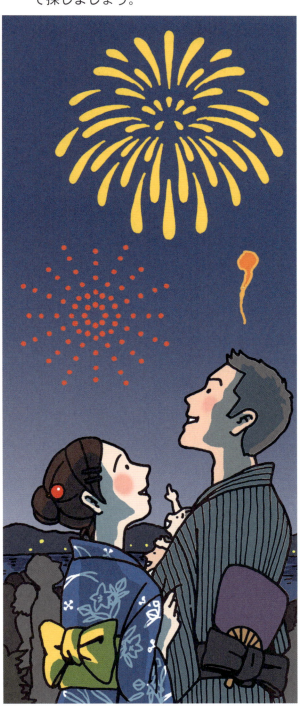
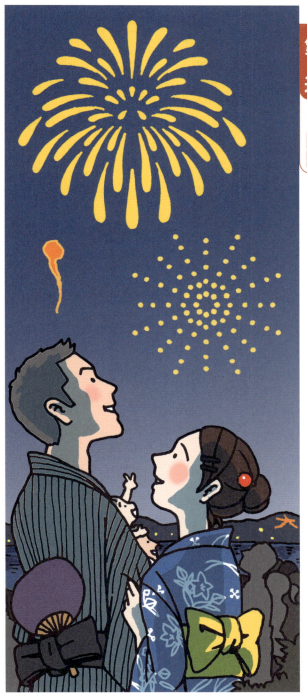

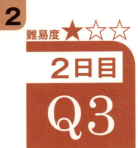

空間認知力を鍛える
ゴールする選手はだれ？

目標時間 3分00秒　　所要時間 □分□秒

ゴールにたどり着くのはどの選手でしょうか？　指で道をたどって答えてください。

（答えは118ページです）

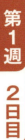

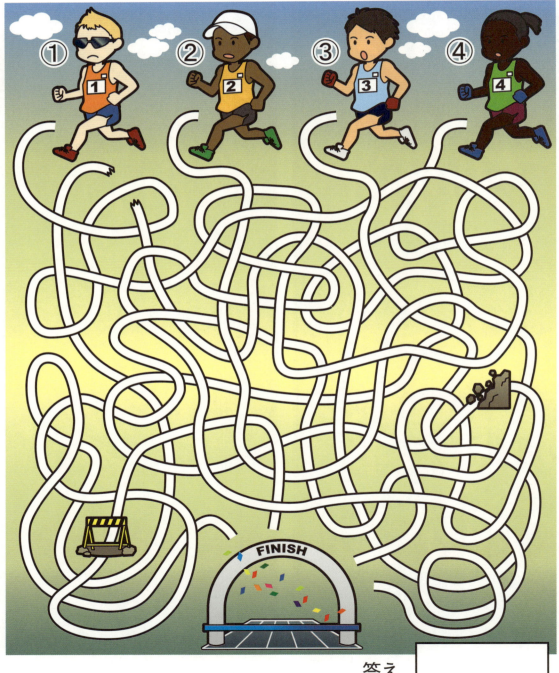

答え □

2日目 Q4 集中力を鍛える 写真の内容を覚えよう

難易度 ★★☆

目標時間 **2**分 **00**秒　所要時間 □分 □秒

下の写真を1分間見てください。内容を記憶して、次のページにある質問に答えてください。

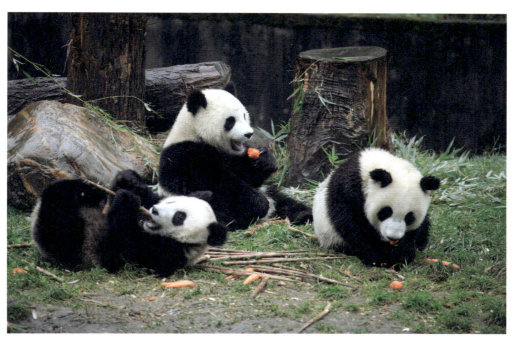

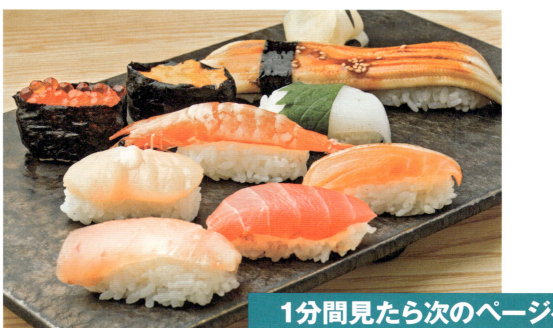

1分間見たら次のページへ ➡

3日目 Q5

難易度 ★★☆

空間認知力を鍛える
蝶がたどり着く花は?

目標時間 **2**分 **30**秒　　所要時間 ☐分 ☐秒

実行日 ☐／☐

花の道をたどっていくと、蝶はA～Cのどの花にたどり着くでしょうか？ たどりついたところに○をつけましょう。ただし、花が重なっているところは、下の花から上の花へ上ることはできません。

（答えは118ページです）

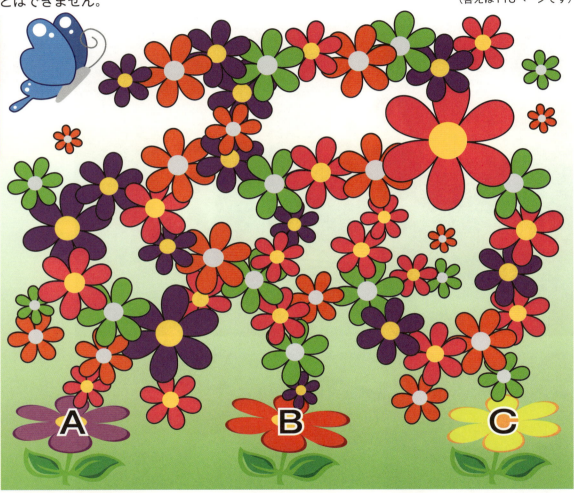

Q4問題　前のページを見ないで、質問に答えましょう。

（答えは118ページです）

- 問1　上の写真に、パンダは何頭いましたか？
- 問2　上の写真に、寝転がっているパンダは何頭いましたか？
- 問3　下の写真の寿司に、イクラはありましたか？
- 問4　下の写真の寿司は、全部で何貫ありましたか？

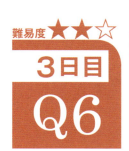

想起力を鍛える
写真の名所・旧跡は？

3日目 Q6 難易度 ★★☆

目標時間 **2**分 **30**秒　　所要時間 □分 □秒

写真は、日本各地の名所・旧跡です。ヒントを手掛かりに、スポット名を書き込みましょう。ヒントには写真にない スポット名も含まれています。

（答えは118ページです）

実行日

第1週 3日目

問1
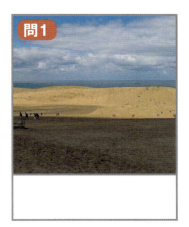

問2
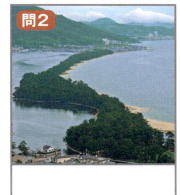

問3
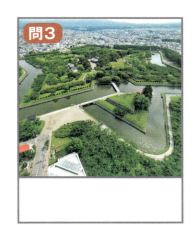

スポット名ヒント

- 桂浜
- 鳥取砂丘
- 松島
- 宮島
- 天橋立
- 瀬戸大橋
- 門司港
- 白川郷
- 黒部ダム
- 五稜郭
- レインボーブリッジ

問4
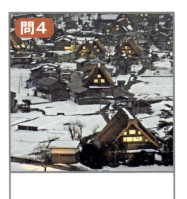

問5
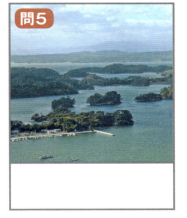

問6
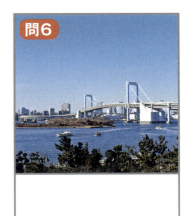

問7
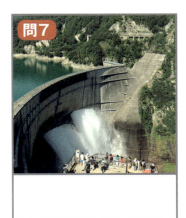

Q7 4日目 同じ読みの熟語を探そう

想起力を鍛える

難易度 ★★☆

目標時間 2分00秒　所要時間　分　秒

読みが同じになる熟語が2つずつあります。それらをすべて探すと、熟語が2つ余ります。余った熟語を答えてください。

（答えは119ページです）

栄光　意匠　完成　衣装
遺産　相違　鑑賞
毛色　漢字　関東　意気
創意　完走　胃酸　経路
壱岐　寛正
営口　幹事　高校
閑静
感想

答え：**関東・高校**

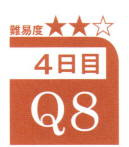

難易度 ★★☆

ワーキングメモリを鍛える
ぴったりのペアを探そう

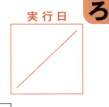

実行日

目標時間 **3** 分 **00** 秒　　所要時間 ☐ 分 ☐ 秒

イラストの組み合わせがランダムに並んでいます。このなかから、同じ並びのものを見つけて○をつけましょう。問1と問2には1組、問3～問6には2組隠れています。

（答えは119ページです）

第1週　4日目

問1
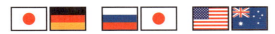
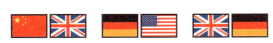
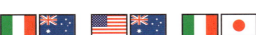
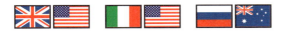

問2

問3
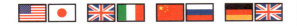
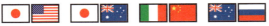
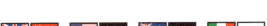
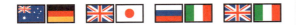

問4
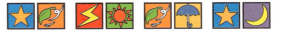
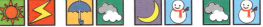
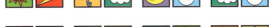
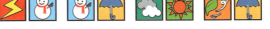
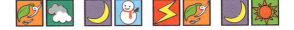

問5
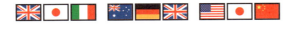
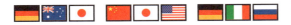
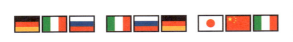
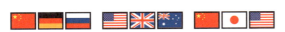

問6
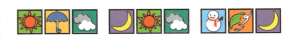
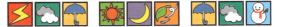
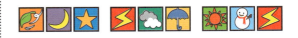
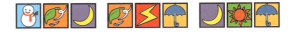

1

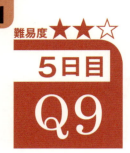

難易度 ★★☆

5日目 Q9

空間認知力を鍛える
点をつなぐと？

目標時間 2分 30秒　　所要時間 □分 □秒

実行日

青、オレンジ、緑のそれぞれの点を、☆から★まで番号順に線でつないでください。現れた絵は何ですか？

（答えは119ページです）

第1週 5日目

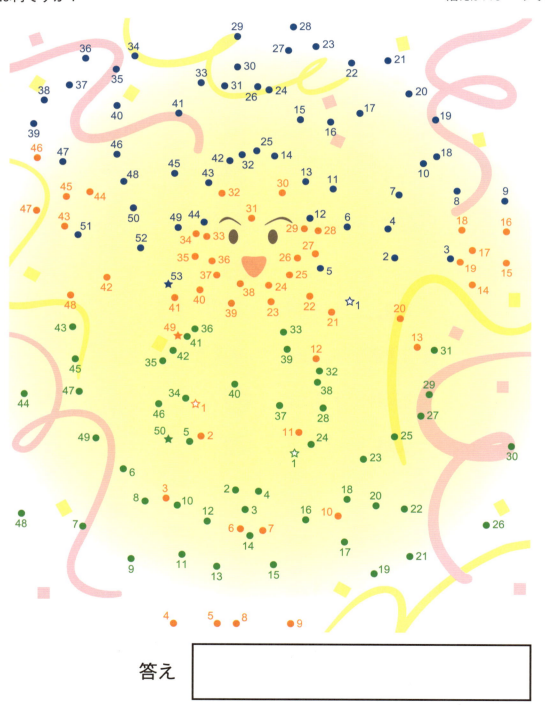

答え □

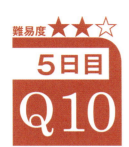

ワーキングメモリを鍛える
いちばん多いのはどれ？

実行日

目標時間 **2**分 **30**秒　　所要時間 □分 □秒

問1 は3種類、問2 は5種類のイラストが散りばめられています。いちばん多いイラストは、それぞれどれでしょうか？　できるだけ印をつけたりメモをしたりせず答えましょう。

（答えは119ページです）

問1

第1週　5日目

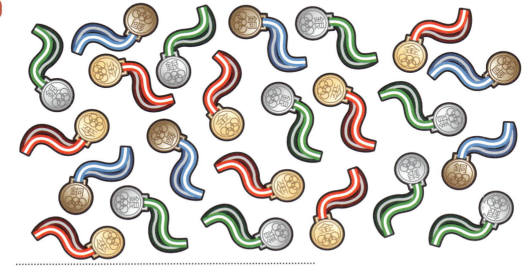

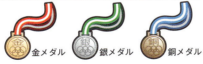
金メダル　銀メダル　銅メダル

答え　□ メダル

問2

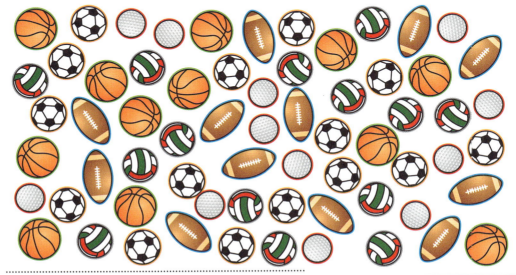

バスケットボール　サッカーボール　バレーボール　ゴルフボール　ラグビーボール

答え　□ ボール

6日目 Q11

難易度 ★☆☆

空間認知力を鍛える
キューブはどう見える？

目標時間 **3**分 **00**秒　所要時間 □分 □秒

実行日

❹〜❺の矢印の方向から見たとき、キューブはどう見えるでしょうか？例にならって、矢印の方向から見た形を、左の枠にあるキューブに描き足してください。

（答えは119ページです）

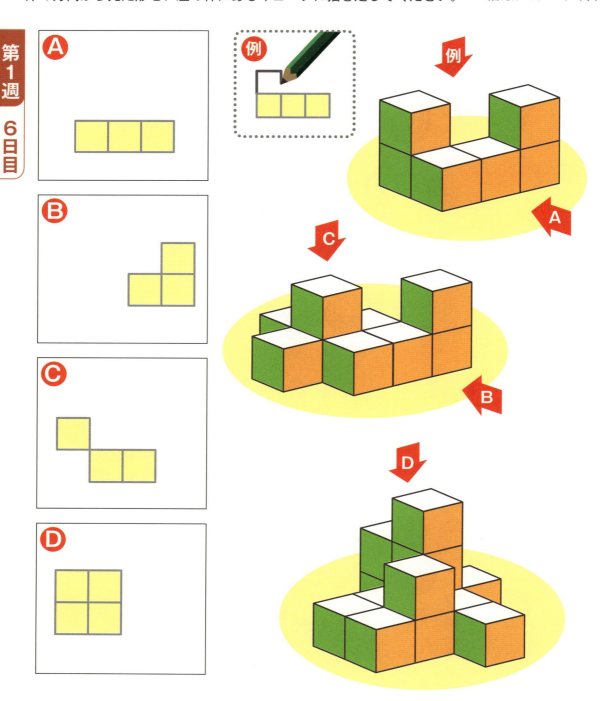

難易度 ★☆☆

6日目 Q12

空間認知力を鍛える
仲間はずれはどれ?

目標時間 **2** 分 **00** 秒　　所要時間 □ 分 □ 秒

イラストのなかには、それぞれ1つだけほかと少し違うものがあります。探して○をつけましょう。
（答えは119ページです）

第1週 6日目

問1

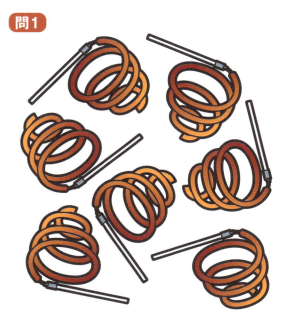

問2

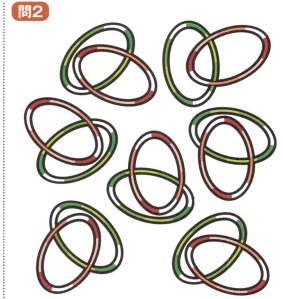

問3

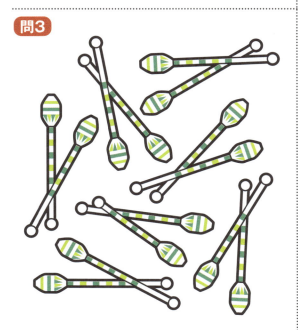

問4

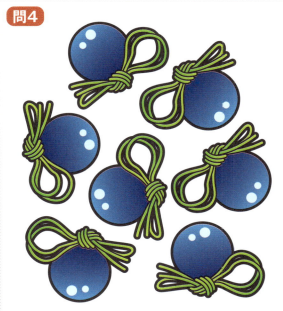

7日目 Q13 脳全体を活性化させる 色読みテスト

難易度 ★★☆

目標時間 2分30秒　所要時間 □分□秒

実行日 /

並んでいる文字が何色か（文字を読むのではない）を、左上から右へ順に声に出して言いましょう。間違えた回数も数えながら、すべて言い終えた所要時間を書き入れてください。時間内に終わらなかった、6回以上間違えた方は再挑戦しましょう。

第1週 7日目

白	みどり	赤	青	赤	黒
きいろ	赤	白	白	青	赤
緑	青	黄	黒	あお	しろ
くろ	黄	赤	きいろ	白	黒
赤	白	あお	緑	しろ	緑
みどり	青	赤	黄	黒	赤
白	黒	赤	きいろ	くろ	白

間違えた数 □回

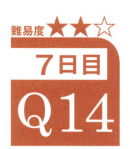

集中力を鍛える
絵の内容を覚えよう

7日目 Q14　難易度 ★★☆

目標時間 **2**分 **30**秒　　所要時間 ☐分 ☐秒

下の絵を1分間見てください。内容を記憶して、次のページにある質問に答えてください。質問に答えるときはこのページを見てはいけません。

第1週 7日目

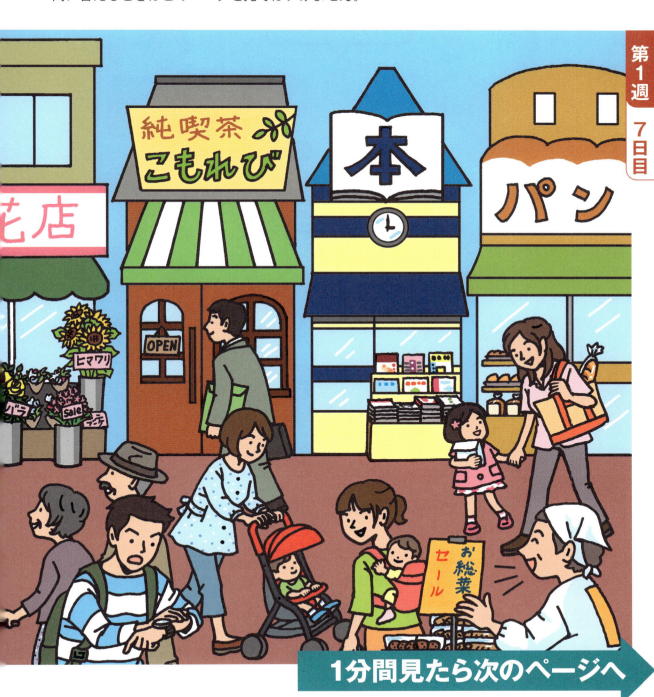

1分間見たら次のページへ

週末体操 ① 2拍子・∞体操

座っても歩きながらでも

片手を2拍子、もう片方の手を∞の形に動かす体操です。両手を別々に動かすことによって、脳のしようとすることを抑え、欲求や衝動をコントロールする力が身につきます。

やってみよう

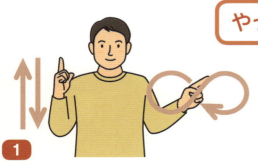

1 人差し指を上にし、両手を顔の高さにあげます。そして、右手を上下に動かすと同時に、左手は、∞の形に動かします。これを30秒繰り返します。

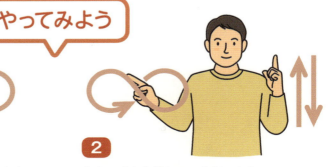

2 左右の手を交替して30秒行います。

応用編

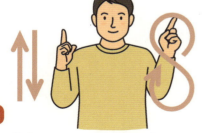

1 人差し指を上にし、両手を顔の高さにあげます。右手を上下に動かすと同時に、左手を8の字に動かします。これを30秒繰り返します。

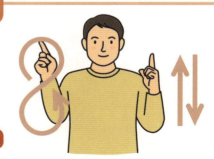

2 左右の手を交替して30秒行います。

Q14問題 前のページを見ないで、質問に答えましょう。

（答えは120ページです）

- 問1 パン屋さんの隣は、何のお店でしたか？
- 問2 左手前にいた時計を見ている男性の服の縞模様は何色と何色？
- 問3 子どもは何人いましたか？
- 問4 喫茶店の店名は何でしたか？
- 問5 花屋さんの店先にあった黄色い花は、ひまわりと何？

写真の内容を覚えよう

毎日5分の脳トレのほかに、毎週2問ずつ「チャレンジパズル」をご用意しました。さらなる脳の若返り強化に、どうぞご活用ください。まずは写真の記憶問題です。下の写真を1分間見てください。内容を記憶して、次のページにある質問に答えましょう。質問に答えるときは、このページを見てはいけません。集中力が鍛えられます。

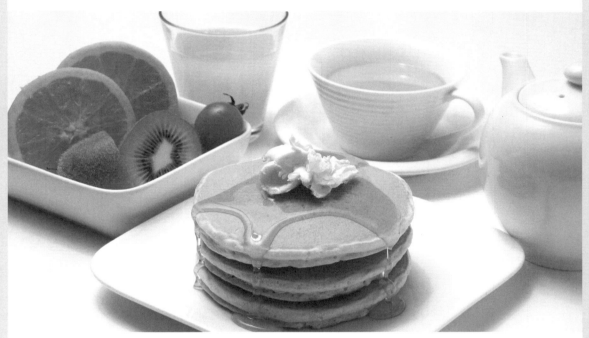

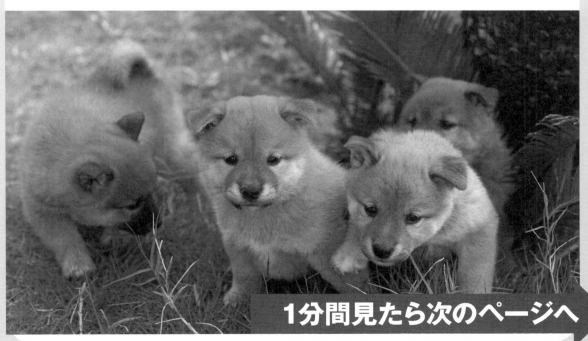

1分間見たら次のページへ

チャレンジパズル 2

リレー問題 くるくる単語パズル

それぞれある言葉が、時計回りに入っています。言葉の始めを予測し、空欄にひらがなを入れて言葉を完成させましょう。想起力が鍛えられます。問1～問5で入れたひらがなを、次のページの「しりとりクロスワード」の「カギ1」に当てはめます。

(答えは123ページです)

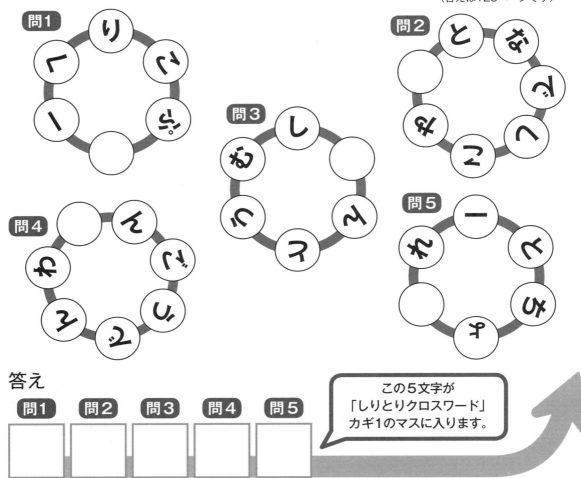

答え
問1 □ 問2 □ 問3 □ 問4 □ 問5 □

この5文字が「しりとりクロスワード」カギ1のマスに入ります。

チャレンジパズル ① 問題

前のページを見ないで、質問に答えましょう。

(答えは30ページです)

問1 上の写真のパンケーキにシロップはかかっていましたか？
問2 上の写真の左の皿には、オレンジとキウイと何が盛られていましたか？
問3 下の写真に、子犬は何匹いましたか？
問4 下の写真には、舌を出している子犬はいましたか？

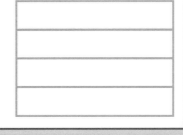

しりとりクロスワード

リレー問題

カギをヒントに、スタートから時計回りに、しりとりの要領で言葉を入れていきます。A～Dをつないでできる言葉を答えてください。想起力が鍛えられます。

（答えは123ページです）

カギ

1. 昔話で□□□□を渡した人は？
2. 1位の人がもらうのは金
3. 家に誰もいない状態
4. 競技の得点を記す○○○ボード
5. ヨーロッパの南に位置する大陸
6. 曲にあわせてつける言葉
7. その日最初に出る電車
8. 勉強するときに向かう
9. アルファベットの6番目
10. 重箱などを包む四角い布
11. 手紙や葉書に貼って投函
12. マジシャンが披露する芸

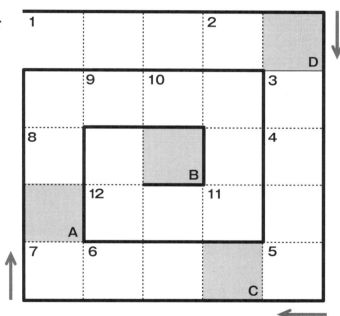

答え

A	B	C	D

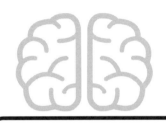

はじめに

頭の働きの低下は予防できます！

　歳をとると、なかなか言葉が出ず、「あれ」「これ」「それ」が増えてきたり、二階に上がったのはいいけれど何をしに来たのか忘れてしまったりします。また、家族や仲間と話していて、いいことを思いついて話し始めたのはいいけれど、ちょっと話題がそれたら、何を話そうとしたか忘れてしまったり、話すスピードが遅くなったりすることもあるでしょう。

　このような頭の働きの低下の予防には、頭を使うこと、運動すること、野菜をとること、地中海食やオメガ3脂肪酸をとること、レジャーなどが役立つことが報告されています。

　地中海食というのは、オリーブオイル、木の実、魚、トマト、鶏肉、ブロッコリー類の野菜、果物、濃い緑の葉野菜を多くとる、つまり単価不飽和脂肪酸、3価不飽和脂肪酸、6価不飽和脂肪酸、ビタミンE、ビタミンB_{12}、葉酸を多くとる食事のことです。一方、脂肪の多い製品や赤肉、臓器肉、バターなどの飽和脂肪酸は少なくとります。

　頭を使い、運動し、バランスのよい食事をとって、生活習慣病の予防や治療を行うことが大事なのです。

　実際、高齢者を対象に、脳トレ、運動、バランスのよい食事、血圧を中心とした健康管理を行うと、2年で認知機能テスト（頭の働きを調べるテスト）全般の成績が、健康管理をしない人に比べて25％よくなり、特に反応速度では倍以上の差が出ることが報告されています。

　朝はやる気に関わる「ドーパミン」、注意力に関わる「ノルアドレナリン」、満足感に関わる「セロトニン」、記憶や認知機能に関わる「アセチルコリン」などの脳内物質が分泌を増します。ですから、朝の5分でいいので脳トレをし、できれば散歩をしましょう。朝の光を浴びること、運動することは、夜の眠りを深くしてくれます。そして深い眠りは記憶力を高めてくれることも明らかになっていますから、朝の脳トレ＋散歩は一石二鳥の脳活なのです。

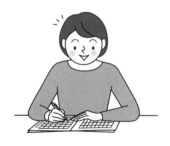
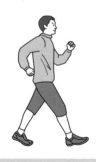

諏訪東京理科大学教授
篠原菊紀

朝の脳トレ強化習慣 目次

- 1 **第1週目（Q1〜Q14）**
  - 16 週末体操❶ 2拍子・∞体操
  - 17 チャレンジパズル❶　　18 チャレンジパズル❷

- 20 はじめに　頭の働きの低下は予防できます！
- 22 この本の使い方
- 23 Nバック脳トレにチャレンジ！
- 24 脳トレってなに？
- 26 パズルで脳はなぜ若返る？
- 28 【図解】このパズルが脳のココに効く！

- 29 **第2週目（Q15〜Q28）**　　29 ミニ脳トレ1
  - 44 週末体操❷ てのひら返し体操
  - 45 チャレンジパズル❸　　46 チャレンジパズル❹

- 53 **第3週目（Q29〜Q42）**　　53 ミニ脳トレ2
  - 68 週末体操❸ 歩きながら頭の体操
  - 69 チャレンジパズル❺　　70 チャレンジパズル❻

- 73 **第4週目（Q43〜Q56）**　　73 ミニ脳トレ3
  - 88 週末体操❹ 頭・肩・ひざポン体操
  - 89 チャレンジパズル❼　　90 チャレンジパズル❽

- 93 **第5週目（Q57〜Q60）**　　93 ミニ脳トレ4
  - 98 チャレンジパズル❾　　100 チャレンジパズル❿

- 105 **スペシャル問題　難問！漢字パズル（S01〜S11）**
- 118 カラーパズル・イラストパズルの解答
- 123 チャレンジパズルの解答
- 125 スペシャル問題の解答

脳活コラム
- 72 ポジティブ脳で　脳の健康維持
- 92 慣れた家事で　脳の活動を高めよう

- 48 **マンダラぬりえ**
- 101 **和歌なぞりがき**　　126 **記録シート**

この本の使い方

❶ 毎朝2問ずつ、5分を目安に挑戦を

「毎朝5分間、パズルを解く」という脳のトレーニングを習慣にすると、脳が鍛えられて成長します。

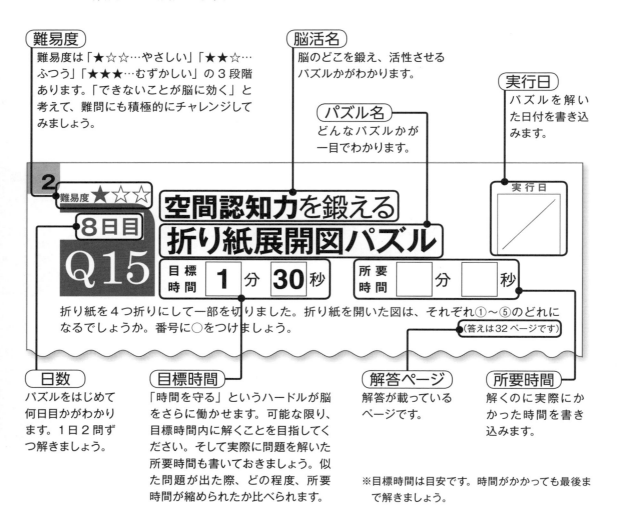

【難易度】
難易度は「★☆☆…やさしい」「★★☆…ふつう」「★★★…むずかしい」の3段階あります。「できないことが脳に効く」と考えて、難問にも積極的にチャレンジしてみましょう。

【脳活名】
脳のどこを鍛え、活性させるパズルかがわかります。

【パズル名】
どんなパズルかが一目でわかります。

【実行日】
パズルを解いた日付を書き込みます。

【日数】
パズルをはじめて何日目かがわかります。1日2問ずつ解きましょう。

【目標時間】
「時間を守る」というハードルが脳をさらに働かせます。可能な限り、目標時間内に解くことを目指してください。そして実際に問題を解いた所要時間も書いておきましょう。似た問題が出た際、どの程度、所要時間が縮められたか比べられます。

【解答ページ】
解答が載っているページです。

【所要時間】
解くのに実際にかかった時間を書き込みます。

※目標時間は目安です。時間がかかっても最後まで解きましょう。

❷ 週末には脳活体操を覚えましょう

脳を鍛えるには、運動も効果ばつぐんです。本誌は7日ごとに、普段はおこなわない動作の入った、脳を鍛える体操を紹介しています。パズルの合間や気分転換にでも、脳活体操をおこなう習慣もつけましょう。

\ 本誌ページのすみに注目！ /
Nバック脳トレにチャレンジ！

本誌の左ページ上には「数字（1、2、3）」、右ページ上には「ひらがな（い、ろ、は）」が書かれています。これを使って「Nバック」という脳トレをおこないましょう。Nはナンバーのこと。数字を記憶してページをめくり、前ページの数字と「同じ」か「違う」かを連続で判断していきます。この脳トレでは「脳のメモ帳」、ワーキングメモリが鍛えられます。

Nバックのやり方

❶本誌冒頭「Nバックここから」からはじめる場合、1つ前と同じひらがなか、違うひらがなかを判断していきます。
❷本書を1ページずつ、つぎつぎにめくりながら、1ページ前と同じひらがなだったら、「同じ」と答えます。1ページ前と違うひらがなだったら「違う」と答えます。
❸ページを進めると、難易度の高い「2つ前のと同じか、違うか」という脳トレがあらわれます。
❹最終ページである128ページからも、「数字（1、2、3）」のNバックがスタートできます。

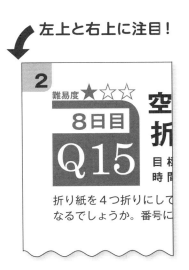

左上と右上に注目！

Nバックの例

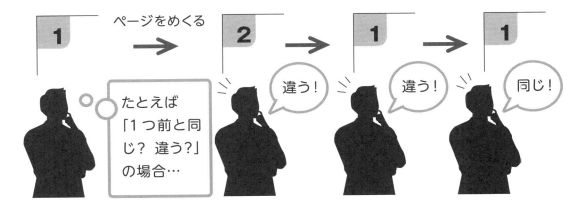

脳トレってなに？

知っておこう！

脳の日頃使っていない機能を使うことで脳の活動を高めるトレーニングのことです。

みなさんは、年をとると、もの忘れが多くなったり、記憶力や考える力が衰えたりすることは仕方がないと思っていませんか？

脳は大きく2つの知能に分けられます。1つは、計算や記憶力、集中力などそれまでの知識の積み重ねがあまり関係しない「流動性知能」。もう1つは、知恵や知識、コミュニケーション力や段取り力など、経験とともに増える「結晶性知能」です。

流動性知能は残念ながら、25歳くらいをピークに年齢を重ねるごとに衰えていきます。しかし、結晶性知能は、逆に年を重ねるごとに伸びていきます。ですから、「脳は年をとると衰える」というのは、半分は誤解です。

脳を鍛えるための「脳活トレーニング（脳トレ）」では、日頃あまり使っていない脳の機能を使うことで、脳の活動を高めていきます。トレーニングをすれば衰えた流動性知能を伸ばすことは可能です。自分の脳は衰えたなどと思わずに、前向きに取り組んでください。

大事なのはワーキングメモリ

「ワーキングメモリ」とは、脳のメモ帳と呼ばれる機能のことです。これは、記憶や情報をいったん脳にメモし、処理する力です。知り得た情報でものを考えたり、人とコミュニケーションをとったり、計画や段取りを考えたりするときに使われます。私たちは、日々、このワーキングメモリの機能を使い生活をしています。

ワーキングメモリに関わるのは前頭葉背外部ですが、発達がゆっくりで、20歳になってもまだまだ未熟の部位です。この部位は、鍛えれば効果はあがりますが、鍛えなければ衰えてしまうものです。私たちの脳は、やり慣れていることや、楽にできることをしているときは、あまり脳は活動をしていないので、日常の生活で頭をしっかり使わなければ、衰えていってしまいます。しかし、脳活トレーニング（脳トレ）を行ってワーキングメモリの機能を使えば、子どもでも大人でも、高齢者でも知能テストや認知機能テストの成績がよくなることがわかっています。

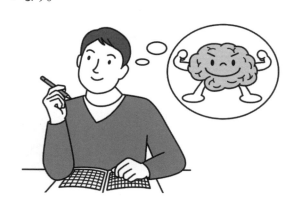

運動をプラスして脳トレ強化

　運動が脳によいと分かったのは、わずか十年ほど前です。ウォーキングやジョギング、水泳などの有酸素運動や筋力トレーニングをすることで、脳の"海馬"の神経細胞が新しく生まれ、大きくなったという研究データがあります。

　また、運動をすることで気持ちが安定して免疫力があがり、ストレスに強い体質をつくることができ、結果、高齢者のうつ傾向が減ったという報告もあります。

　さらに、運動にプラスして脳を使うことが、脳の活動をより高めることもわかってきました。例えば、ウォーキングをしながら簡単な引き算やしりとりをするだけで、からだの血流がよくなり、酸素や栄養が供給されて、脳の委縮や老化を抑えたというデータもあり、認知症予防にもなると考えられています。

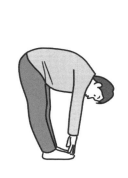
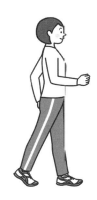

正しい生活習慣で楽しく脳トレを

　脳をよい状態に保つには、からだも心も健康でいることが必須です。日々の脳トレだけでなく、正しい生活習慣を心がけましょう。毎日決まった時間に起き、決まった時間に食事をし、決まった時間に寝ること。そして、バランスのよい食事と十分な睡眠をとることが大切です。

　ここで食事と睡眠の脳との関係についてお話ししましょう。

●バランスのよい食事を心がけて

　毎日の食事はからだだけでなく、脳の健康にも関わっています。脳内に放出される神経伝達物質の、注意力に関わるノルアドレナリンや、やる気に関わるドーパミンなどは、たんぱく質からつくられているので、卵や牛乳、豆腐、肉、魚、ごまなどのたんぱく質を積極的にとりましょう。

　特に、魚を週3皿以上食べる人に認知症のリスクが下がるという報告があるので、魚（青魚）を多めにとること。また、肉を食べるときは、血流悪化を防ぐために、脂肪の酸化を抑える緑黄色野菜も一緒にとるとよいでしょう。いろいろな食品をバランスよく食べることが大切です。

●十分な睡眠をとりましょう

　睡眠は、記憶を定着させたり、日中の活動の活力になったり、アルツハイマー病などの認知症の予防につながります。認知症に関わる「アミドロイドβ」という物質は脳の老廃物。これを抑えるには、十分な睡眠が必要です。65歳以上の適正な睡眠時間の目安は7～8時間。それよりも若い人は7～9時間は睡眠が望ましいとされます。日本人は特に睡眠時間が短いというデータがあるので、十分な睡眠を心がけましょう。

知っておこう！ パズルで脳はなぜ若返る？

{ 脳のあらゆる部分を効果的に鍛えることができるからです。 }

本書で取り上げるパズルでは主に4つの脳力と、週末の脳活体操で、効果的に脳を鍛えていきます。それぞれ脳トレのポイントを見ていきましょう。

ワーキングメモリを鍛える
→ 複数の課題を同時に行えば効果はあがる

24ページでもお話したとおり、ワーキングメモリは「何かを覚え（記憶）、処理をする（ワーキング）」ことです。脳のメモ帳と呼ばれる機能であることも説明しました。

ここで、1つ脳トレをしてみましょう。まず、「脳活トレーニング」という言葉を覚えてください。覚えたら目を閉じ、「脳活トレーニング」を逆から言ってください。

言えたでしょうか。いま、「脳活トレーニング」を覚え（記憶）、目を閉じて逆から言う（ワーキング）という複数の課題を行いました。自分の脳にメモ帳があることが実感できましたか？

パズルを解いているときの脳は、前頭前野が活性化しています。このワーキングメモリを鍛える脳トレを行うと、やった分だけ機能の強化につながります。

ワーキングメモリを鍛えるパズル

- ●ボタンの値段を計算しよう → 2ページなど
- ●いちばん多いのはどれ？ → 11ページなど
- ●記憶し続けられるかな？ → 42ページなど
- ●記号を数えて計算しよう → 60ページなど

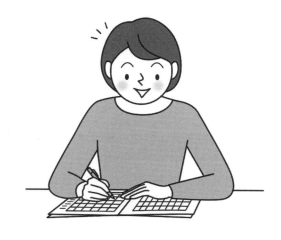

想起力を鍛える
→ 年のせいにしない

　想起力とは、過去に経験したことや勉強したことなどの記憶を引き出す力です。これが衰えると、少し前のことが思い出しにくくなり、片付けたものの場所が思い出せない、鍋に火をかけたまま忘れてしまう、などということが生じます。

　脳トレを行った際、いちいち「記憶力が落ちた」とがっかりしたり、「年だから仕方がない」などと思ったりせず、ポジティブに取り組むことで想起力は伸ばすことができます。

想起力を鍛えるパズル

- 写真の名所・旧跡は？　→ 7 ページなど
- シークワーズに挑戦！　→ 32 ページなど
- 組み立て漢字パズル　→ 41 ページなど
- はみだしつめクロス　→ 107 ページなど

空間認知力を鍛える
→ イメージする力を育む

　空間認知力とは、目の前にあるものの位置関係を認識する能力です。地図を見ながら目的地に行ったり、飛んでくるボールをキャッチしたり、車の運転ができたりするのもこの力のおかげです。これが衰えてくると、判断に時間がかかったりします。

　脳トレでは、いろいろな図形やイラストを使ったパズルで立体的にものを見たり、鏡文字を書いたりすることで、イメージする力を育て、空間認知力を鍛えていきます。

空間認知力を鍛えるパズル

- イラスト間違い探し　→ 3 ページなど
- 点をつなぐと？　→ 10 ページなど
- キューブはどう見える？　→ 12 ページなど
- 鏡文字を書こう　→ 36 ページなど

集中力を鍛える
→ バランスよく脳を使う

　集中力はやる気や意欲に関わります。日常生活では、物事が進まずやる気を削がれたり、逆に集中し過ぎて他に気が回らずおろそかになったりと、適度な集中力が求められます。

　本書では、写真の内容を覚え質問に答える問題や、ナンプレ問題などで、うっかり見落としをしないよう、広範囲に注意を集中させながら解くことで、バランスよく脳を活動させる力を身につけることができます。

集中力を鍛えるパズル

- 写真の内容を覚えよう　→ 5 ページなど
- 三角計算に挑戦！　→ 38 ページなど
- 記号の順に進もう　→ 54 ページなど
- ミニナンプレに挑戦！　→ 56 ページなど

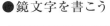 脳活体操をする
→ 軽い運動でも脳が活発に

　普段は行わない動作の入った体操をすると頭が混乱する人が多いと思います。実は頭の混乱は脳が活発に動いている証拠です。慣れない体操を続けることで脳は成長していきます。

　また、運動にプラスして頭を使う「デュアルタスク」という行動が、脳の委縮と認知機能の低下を防ぐ効果があります。ウォーキングなどの有酸素運動に少し負荷をかけるだけで脳はより活性化します。運動＋脳トレを週の最後に「週末体操」で紹介しています。

脳活ができる体操

- 2拍子と∞体操　→ 16 ページ
- てのひら返し体操　→ 44 ページ
- 歩きながら頭の体操　→ 68 ページ
- 頭・肩・ひざポン体操　→ 88 ページ

図解 このパズルが脳のココに効く!

からだは脳からの指令で動いています。いろいろな機能が脳の各部位で役割を担っています。どのパズルがどの部位と関わっているのでしょうか。

大脳皮質

前頭葉
思考、運動、言語を発する、感情や欲求を調整するなどに関わる部位。「ワーキングメモリを鍛える」、「週末体操」ではここが活発になる。

側頭葉
聴覚、言語、記憶などに関わる部位。文字や言葉の意味を理解する機能も担う。「ワーキングメモリを鍛える」、「脳全体を活性化させる」パズルではここが活発になる。

運動野
顔、手、足などの運動をつかさどる部位。「週末体操」ではここが活発になる。

小脳
スムーズな運動の実現、平衡感覚の調整など運動の制御をつかさどる。「週末体操」ではここが活発になる。

体性感覚野
皮膚感覚や手、足が実際にどう動いているのかを感じ取る感覚中枢。「週末体操」ではここが活発になる。

頭頂連合野
視覚や感覚からの情報をもとに、自分と周囲の状況を把握する。「空間認知力を鍛える」、「想起力を鍛える」パズルではここが活発になる。

後頭葉
視空間の知覚や色の識別など、視覚の中枢をつかさどる。カラーページのパズルはすべてここが活発になる。

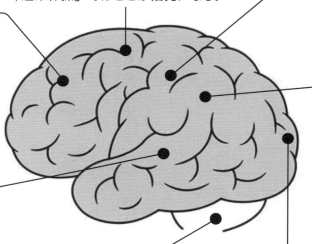

内部

線条体
運動機能や、やる気など意思決定に関わる部位。「集中力を鍛える」パズル、「週末体操」ではここが活発になる。

海馬
新しい記憶の作成・保持・想起を行う短期記憶に関わる部位。「ワーキングメモリを鍛える」、「想起力を鍛える」パズルではここが活発になる。

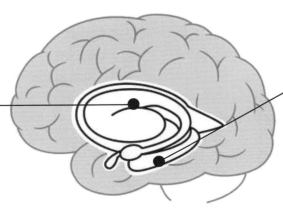

1日5分
朝の脳トレ強化習慣

第2週目

8日目〜14日目 ＋ チャレンジパズル

 ミニ脳トレ 1

今何時でしょうか？

イラストは鏡に映った時計です。時計が指しているのは何時何分でしょうか？ 午前・午後は関係なく答えてください。
（答えは31ページです）

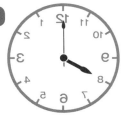

問1　　　時　　　分

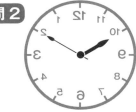

問2　　　時　　　分

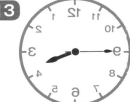

問3　　　時　　　分

8日目 Q15 空間認知力を鍛える 折り紙展開図パズル

難易度 ★☆☆

目標時間 1分30秒　所要時間 　分　秒

実行日

折り紙を4つ折りにして一部を切りました。折り紙を開いた図は、それぞれ①〜⑤のどれになるでしょうか。番号に○をつけましょう。

（答えは32ページです）

例

折り紙を4つに折り畳んだ時点で折り紙の中央は右下にきていることに注意してください。

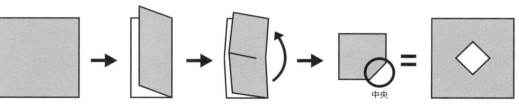

問1

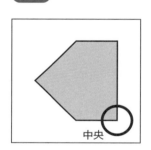

① 　② 　③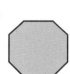

④ 　⑤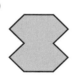

問2

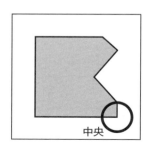

① 　② 　③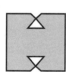

④ 　⑤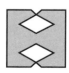

チャレンジパズル①の答え　問1 かかっている　問2 ミニトマト　問3 4匹　問4 いない

8日目 Q16 集中力を鍛える バラバラ数字探し

難易度 ★☆☆

目標時間 3分30秒　所要時間　分　秒

実行日　／

数字を見ながら、問1〜問8の質問に答えましょう。

（答えは33ページです）

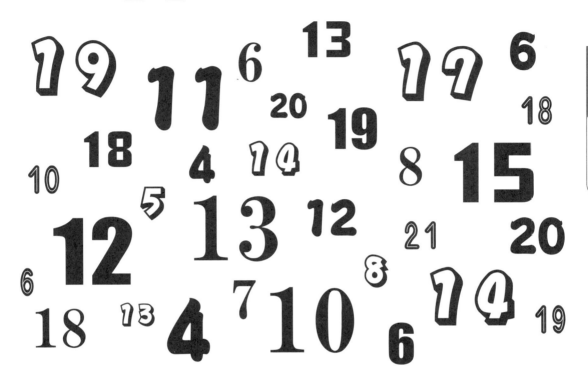

第2週　8日目

問1　もっとも数の大きな数字は何？

問2　もっとも数の小さな数字は何？

問3　7〜12の数字で、ないものが1つあります。その数字は何？

問4　13〜18の数字で、ないものが1つあります。その数字は何？

問5　6はいくつありますか？

問6　14はいくつありますか？

問7　2つある数字はいくつありますか？

問8　3つある数字はいくつありますか？

ミニ脳トレ①の答え　問1 8時　問2 10時10分　問3 3時45分

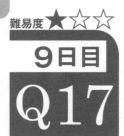

想起力を鍛える シークワーズに挑戦！

目標時間 2分00秒　　所要時間 ___分___秒

マス目のタテ、ヨコ、ナナメにリストの言葉が入っています。その言葉を探します。「ゅ」の小さな文字は普通の文字として扱います。すべての言葉を探したあとに残った文字を並び替えて、リストと関連する言葉をつくってください。

（答えは34ページです）

す	わ	た	う	な	ふ
ば	ら	が	さ	い	た
る	ゆ	わ	だ	せ	う
こ	か	り	や	ん	う
こ	す	も	す	せ	か
ふ	い	な	た	び	さ

■リスト■
- こい（恋）
- すばる（昴）
- やわら（柔）
- こすもす（コスモス）
- せんせい
- ふなうた（舟唄）
- かんだがわ（神田川）
- さびたないふ（錆びたナイフ）
- ばらがさいた（バラが咲いた）

答え _____

Q15の答え　問1 ⑤　問2 ④

9日目 Q18 想起力を鍛える 昭和の暮らし思い出しクイズ

難易度 ★★☆

目標時間 3分00秒　所要時間 　分　秒

昭和の時代をふり返りながら、自分の暮らしの変化を思い出してみましょう。それぞれ□には漢字が、○にはカタカナが入ります。

（答えは35ページです）

問1 昭和31年（1956年）の「経済白書」には、次の言葉が書かれていました。熟語を入れて完成させてください。

もはや　□□□　ではない

問2 1950年代後半に「三種の神器」と呼ばれた電化製品は何ですか？

① 白黒 ○○○

② 電気 □□ 機

③ 電気 □□ 庫

問3 三種の神器と呼ばれた電化製品が自分の家に導入されたのはいつ頃でしたか？

① 昭和 □□ 年頃

② 昭和 □□ 年頃

③ 昭和 □□ 年頃

問4 三種の神器と呼ばれた電化製品のなかのひとつを選び、思い出して絵に描いてみましょう。絵が描けなければ、現代の製品と比べて違うところや特徴を箇条書きにしてみましょう。

問5 1960年半ばころから「新・三種の神器」と呼ばれるものが登場しました。英語の頭文字「C」というのが共通しています。それらは何でしょう。

① カラー ○○○

② ○ー○ー

③ □□□（○ー）

Q16の答え　問1 21　問2 4　問3 9　問4 16　問5 4つ　問6 2つ
問7 6つ（4、8、10、12、14、20）　問8 3つ（13、18、19）

10日目 Q19

難易度 ★★☆

ワーキングメモリを鍛える
ぴったりのペアを探そう

目標時間 3分00秒　所要時間 　分　秒

実行日

記号の組み合わせがランダムに並んでいます。このなかから、同じ並びの組み合わせを見つけて○をつけましょう。問1と問2には1組、問3～問6には2組隠れています。

（答えは120ページです）

第2週 10日目

問1
〒※☎　＆℃※　√〒♨
♨☎√　♨＠℃　☎〒※　℃√＆
℃＆＠　※＠〒　♨〒☎　〒※＆
♨☎＠　〒☎＆　♨☎√　√＆〒

問2
∞＜≠　±÷±　≠▲÷
±◎∞　∞＞▲　÷▲±　＜◎▲
±≠±　≠▲∞　≠≠▲　∞÷
∞±＞　÷▲±　＜∞±　◎÷÷

問3
＠＆☎　℃＆♨　♨＠＠　℃＠℃
√＆☎　＆√※　＆＠♨　〒＠〒　＆※※
℃※☎　☎√〒　＠〒＠　※℃＆　√♨☎
♨※＠　〒＠〒　＆♨＆　☎♨℃　√※＆
√〒＆　〒☎※　＠〒℃　♨＆＠　＆√※

問4
＜÷◎　▲±＜　＞±÷　±∞÷
＞∞▲　±∞≠　▲▲◎　∞∞÷　∞±∞
◎◎▲　＜÷≠　＜∞◎　◎∞±　◎◎±
÷∞∞　＜±∞　±∞÷　＞≠÷　±÷∞
＞÷▲　◎▲▲　▲±◎　◎◎≠　∞≠∞

問5
※＆√　＆☎＆　√♨＠　℃♨＆
＠〒☎　〒☎♨　※〒♨　√＠℃　〒〒√
√♨℃　☎＆☎　℃※＆　＆√☎　♨＠♨
℃※＆　√√〒　♨〒※　℃√＠　√♨＠
☎℃〒　＆＠〒　※☎℃　☎〒√　＠♨＠

問6
＞∞±　÷＞◎　▲◎±　÷＜±
±∞＞　≠÷≠　▲∞◎　≠＜∞　＞÷▲
∞＞◎　＜≠◎　▲＜±　÷≠÷　∞＜∞
＜±≠　≠±▲　∞◎＞　＜≠◎　＜∞▲
＞÷▲　＜∞÷　≠∞÷　±÷≠　◎±▲

Q17の答え　りゆうこうか（流行歌）

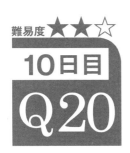

ワーキングメモリを鍛える
お金を数えよう

目標時間 **2**分 **00**秒　　所要時間 　分　秒

実行日

イラストのコインを数えて暗算します。できるだけ印をつけたりメモをしたりせずに答えましょう。

（答えは37ページです）

問1　A～Cのうち、合計額がいちばん高いのはどれでしょうか？

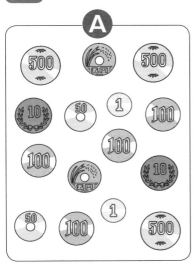
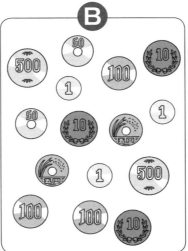
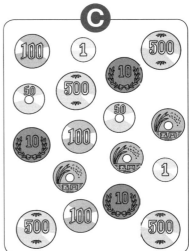

答え　□

問2　100円、10円、1円のコインをすべて足すといくらになりますか？

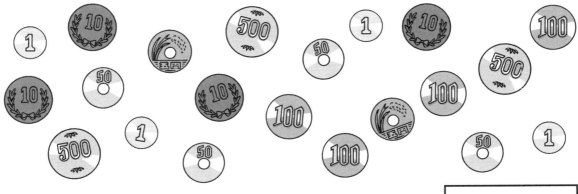

答え　□ 円

Q18の答え　**問1** 戦後　**問2** ①テレビ　②洗濯　③冷蔵　**問5** ①テレビ　②ク[ー]ラ[ー]　③自動車（カ[ー]）

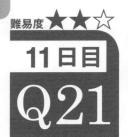

空間認知力を鍛える
鏡文字を書こう

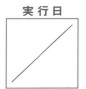

目標時間 **3**分 **00**秒　　所要時間 □分 □秒

文字の左右を反転させた「鏡文字」を書きましょう。見本があるところは、なぞって練習します。

第2週 11日目

い →		花 →		S →	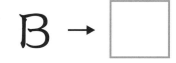
し →	□	五 →	□	K →	□
つ →	□	万 →	□	B →	□
て →	□	才 →	□	少 →	□
ま →	□	え →	□	友 →	□
9 →	□	め →	□	安 →	□
3 →	□	む →	□	注 →	□
4 →	□	を →	□	近 →	□
5 →	□	は →	□	所 →	□

11日目 Q22

難易度 ★☆☆

空間認知力を鍛える 重ね図形パズル

目標時間 **2**分 **00**秒　　所要時間 □分 □秒

各問の見本には、2つの違った図形が描かれています。これらを重ねたら、それぞれA〜Eのどれになるでしょうか？ それぞれ正しいものに○をつけましょう。　（答えは39ページです）

問1

【見本】
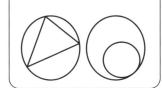

A
B 　C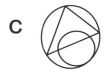
D 　E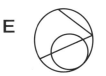

問2

【見本】
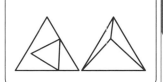

A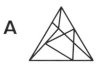
B 　C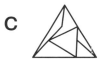
D 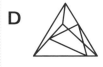　E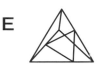

問3

【見本】
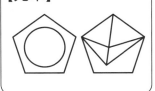

A
B 　C
D 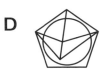　E

問4

【見本】
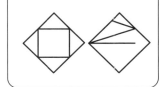

A
B 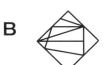　C
D 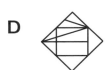　E

Q20の答え　問1 C（A＝2032円、B＝1443円、C＝2447円）　問2 444円

12日目 Q23 集中力を鍛える 三角計算に挑戦！

難易度 ★★☆

目標時間 2分 30秒　　所要時間 　分　秒

例にならって三角形の計算式の暗算をし、○に入る数字を答えてください。できるだけ、指を折ったりメモをとったりせずに答えましょう。

（答えは40ページです）

【例】 3 − 1 + 2
3−1→②＋③→1+2
　　　⑤→2+3

2段目左側は「3−1」、右側は「1+2」と、それぞれの○の上の式を計算して答えを記入します。3段目は2段目の式の答えを書きます。

第2週　12日目

問1
6 + 1 + 3
○ + ○
○

問2
8 − 2 + 1
○ + ○
○

問3
31 + 4 + 13
○ − ○
○

問4
12 ÷ 3 + 24
○ + ○
○

問5
8 × 4 + 9
○ − ○
○

問6
21 ÷ 7 × 2
○ + ○
○

問7
18 ÷ 2 × 3
○ × ○
○

問8
14 × 3 × 7
○ ÷ ○
○

問9
72 ÷ 9 − 6
○ × ○
○

問10
○ × 6 × ○
30 − ○
18

問11
13 − 9 − ○
○ × ○
20

問12
○ ÷ 3 + 7
20 ÷ ○
○

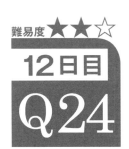

集中力を鍛える 計算ぬり絵パズル

目標時間 **2**分 **30**秒　　所要時間 ◯分 ◯秒

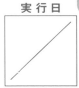
実行日

それぞれのマスの計算を解き、その答えが、「3」「5」「8」「12」のマスだけ塗りつぶしてください。全部を塗ると浮き出てくる漢字があります。それが答えです。　（答えは120ページです）

答えが3、5、8、12になるマスを塗りつぶします。

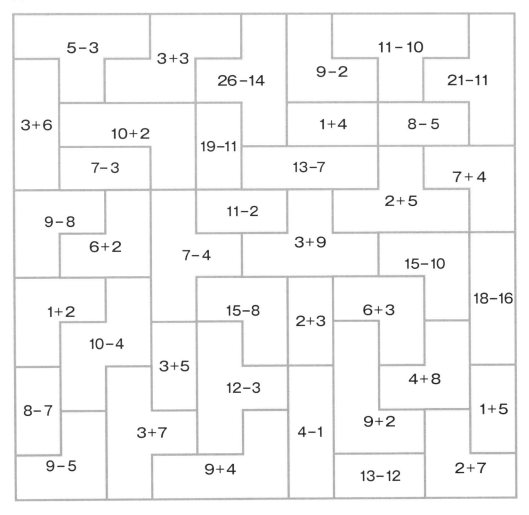

第2週 12日目

答え ◯

Q22の答え　問1 C　問2 E　問3 B　問4 D

13日目 Q25 想起力を鍛える 熟語組み立てパズル

難易度 ★☆☆

目標時間 **2**分 **30**秒　　所要時間 □分 □秒

実行日

問1～問9は、それぞれ漢字2文字の温泉地の地名をバラバラにしたものです。バラバラのパーツを組み立てて、地名を作り、□に書きましょう。

（答えは42ページです）

問1
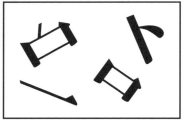

問2
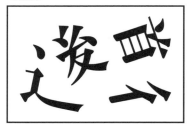

問3
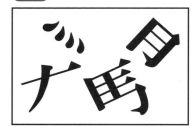

問4
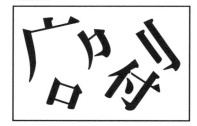

問5
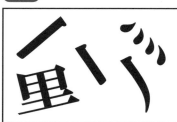

問6
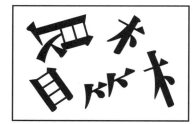

問7
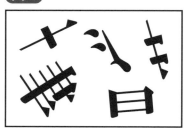

問8
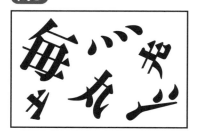

問9
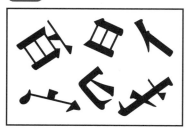

Q23の答え　問1 7, 4, 11　問2 6, 3, 9　問3 35, 17, 18　問4 4, 27, 31　問5 32, 13, 19　問6 3, 14, 17　問7 9, 6, 54　問8 42, 21, 2　問9 8, 3, 24　問10 5, 2, 12　問11 4, 4, 5　問12 60, 10, 2

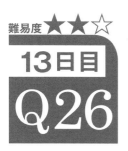

想起力を鍛える 組み立て漢字パズル

目標時間 2分30秒　所要時間 □分□秒

それぞれの漢字のパーツを上下左右に組み合わせて、1つの漢字をつくり、□に書きましょう。

（答えは43ページです）

問1　虫 + 世 + 木 = □

問2　羽 + 田 + 共 = □

問3　門 + 月 + 火 = □

問4　心 + 日 + 月 + 立 = □

問5　女 + 心 + 又 = □

問6　力 + 口 + 貝 = □

問7　一 + 日 + 米 + 里 = □

問8　口 + 糸 + 士 = □

14日目 Q27

難易度 ★☆☆

ワーキングメモリを鍛える
記憶し続けられるかな？

実行日 ／

目標時間 2分 00秒　　所要時間 　分 　秒

①の計算を暗算で解いて答えを覚え、覚えたら式を手で隠します。次に②（あるものは③も）の質問に答えてください。最後に、式を隠したまま、①の答えを書き込みます。（答えは47ページです）

第2週 14日目

例
① $3+5=?$ → 8
② 今日は何月何日ですか？ → 10月1日
③ ①の答えは何？ → 8！

答えを覚えたら①の式を指で隠す。

問1
① $11+8=?$
② 今の時間は？
③ ①の答えは何？　答え □

問2
① $16-7=?$
②「好きな食べ物」を3つ言ってください。
③ ①の答えは何？　答え □

問3
① $5×9=?$
②「自分の干支」は？
③ ①の答えは何？　答え □

問4
① $27÷3=?$
②「県庁所在地」を3つ言ってください。
③ ①の答えは何？　答え □

問5
① $24×2=?$
②「元号」を1つ言ってください。
③「職業」を3つ言ってください。
④ ①の答えは何？　答え □

問6
① $17×3=?$
②「野球の守備位置」を1つ言ってください。
③「昔話のタイトル」を3つ言ってください。
④ ①の答えは何？　答え □

Q25の答え　問1 下呂　問2 道後　問3 有馬　問4 別府　問5 黒川　問6 箱根　問7 草津　問8 熱海　問9 指宿

14日目 Q28 ワーキングメモリを鍛える ひらがな計算に挑戦！

難易度 ★★☆

目標時間 3分 00秒　所要時間 ◻分 ◻秒

ひらがなで記された数字と計算記号（＋や－）を、頭の中で計算式にして暗算します。できるだけ指を折ったりメモをしたりせずに答えましょう。

（答えは47ページです）

問1 いちたすよんたすさんひくごひくに ＝ ◻

問2 にひくいちたすさんたすよんたすさん ＝ ◻

問3 ななたすさんひくごたすろくひくよんたすご ＝ ◻

問4 さんひくいちひくよんたすななひくろくたすきゅう ＝ ◻

問5 よんひくにひくろくたすななひくごたすはちたすろく ＝ ◻

問6 じゅうたすななたすじゅうごたすきゅうひくじゅうにひくろく ＝ ◻

問7 にじゅうたすにじゅうごひくじゅうごたすろく ＝ ◻

問8 じゅうはちひくじゅうひくごたすにじゅうごひくじゅうに ＝ ◻

問9 よんじゅうひくにじゅうごたすじゅうごたすにじゅうよん ＝ ◻

問10 ごじゅうごたすはちひくさんじゅうにひくきゅうたすいち ＝ ◻

第2週 14日目

Q26の答え 問1 蝶　問2 翼　問3 燗　問4 臆　問5 怒　問6 賀　問7 糧　問8 結

週末体操 2 てのひら返し体操

座っても歩きながらでも

両手をテンポよく、上向き・下向きに動かす体操です。主に運動野の活動を高めます。応用編ではしゃべりも加わり、記憶力アップにつながる前頭前野や言語野の活動も高まります。

やってみよう

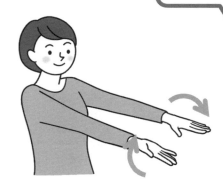

1 両腕をのばし、右のてのひらを上に向け、左のてのひらを下に向けます。

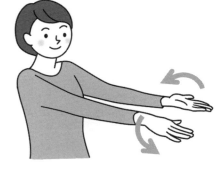

2 次に、右のてのひらを下に向け、左のてのひらを上に向けます。これをテンポよく30秒繰り返し行います。

応用編

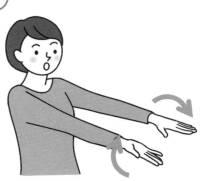

おえういあ

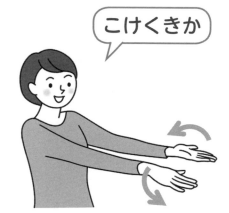

こけくきか

上の「やってみよう」を行いながら、"あいうえお"を逆唱しましょう。

🔥 写真の内容を覚えよう

下の写真を1分間見てください。内容を記憶して、次のページにある質問に答えましょう。質問に答えるときは、このページを見てはいけません。集中力が鍛えられます。

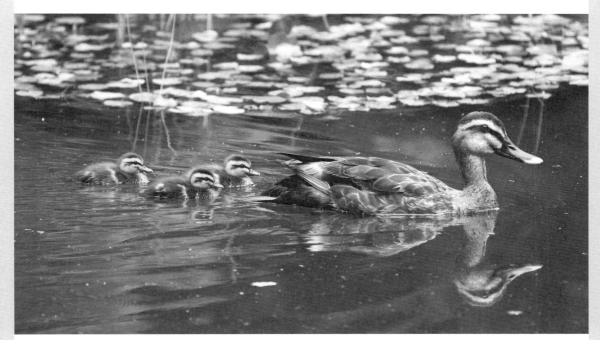

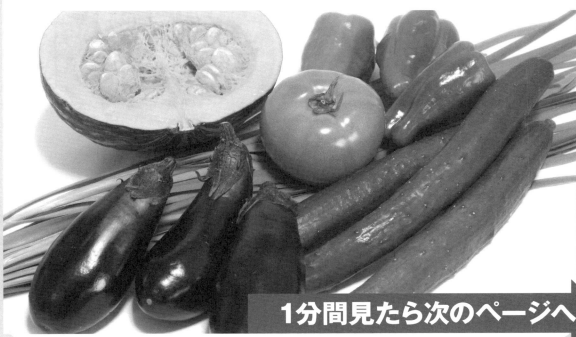

1分間見たら次のページへ

3

ナンバープレイス

ルールに従って1～9の数字をマスに書き込み、すべてのマスを埋めるパズルです。集中力が鍛えられます。ふたつのパズルを解いたら、A～Dのマスに入った数字を足してください。

(答えは123ページです)

9マスナンバープレイスのルール
◆タテの列とヨコの列の9マスには、1～9の数字が1つずつ入ります。
◆太枠に囲まれた3×3のブロックの中にも、1～9の数字が1つずつ入ります。

例題

1				8		3	7	
	4			3			8	5
		6	5		7			4
4	3		9	2		6		7
5		9	3		6		1	8
	7	8		1	5		3	9
7	1		8		9	5		3
		4		6			9	2
9		3	7		2	8		1

➡

ヨコの列 / 3×3のブロック / タテの列

1	9	5	2	8	4	3	7	6
2	4	7	6	3	1	9	8	5
3	8	6	5	9	7	1	2	4
4	3	1	9	2	8	6	5	7
5	2	9	3	7	6	4	1	8
6	7	8	4	1	5	2	3	9
7	1	2	8	4	9	5	6	3
8	5	4	1	6	3	7	9	2
9	6	3	7	5	2	8	4	1

チャレンジパズル ❸ 問題

前のページを見ないで、質問に答えましょう。

(答えは54ページです)

問1 上の写真に、子ガモは何羽いましたか？

問2 上の写真に、左を向いているカモはいましたか？

問3 下の写真に、きゅうりは何本はありましたか？

問4 トマト、なす、ピーマン、たまねぎのうち、下の写真にないものは何ですか？

9		2	7		3	6		5
	8		9		6		2	
3	6	4		1		7	8	9
1	4		5		8		3	7
5		3				8		4
A	2		3		4	5		
	3		4	2	7		9	
2	5	7		3		4	1	8
	9			5		B	7	

		4		1		3	C	9
2			8	5	7		1	3
		5	1	6		2		7
6	8	2		5		4		9
	7		3		9		8	
5		9		6		2	1	7
	1		9		5	7	2	
9		5		1	7	3		8
D	2		8		6		5	

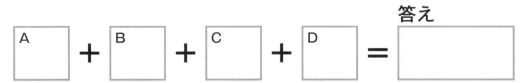

A + B + C + D = 答え ☐

Q27の解答　問1 19　問2 9　問3 45　問4 9　問5 48　問6 51

Q28の解答　問1 1　問2 11　問3 12　問4 8　問5 12　問6 23　問7 36　問8 16　問9 54　問10 23

脳と心に効く マンダラぬりえ

　マンダラとは、古代インドのサンスクリット語で「円」「聖なる円輪」というような意味で、仏教の世界観をあらわしたものがはじまりです。マンダラぬりえは、枠の中をひとつひとつ丁寧に塗っていくことで、心身を整えることで知られています。集中し、指先を細かく動かすため、脳への刺激も大きく、脳細胞の活性化にもつながります。

　どんな色でどのように塗るかは、自由です。できれば5色以上のサインペンや色鉛筆、色ボールペンなどを用意しましょう。集中して一気に仕上げても、何日かに分けて仕上げてもかまいません。

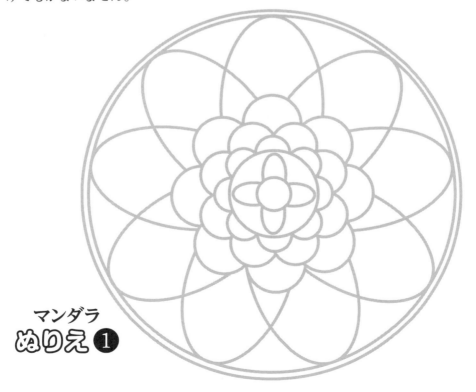

マンダラ
ぬりえ ①

マンダラ ぬりえ ❷

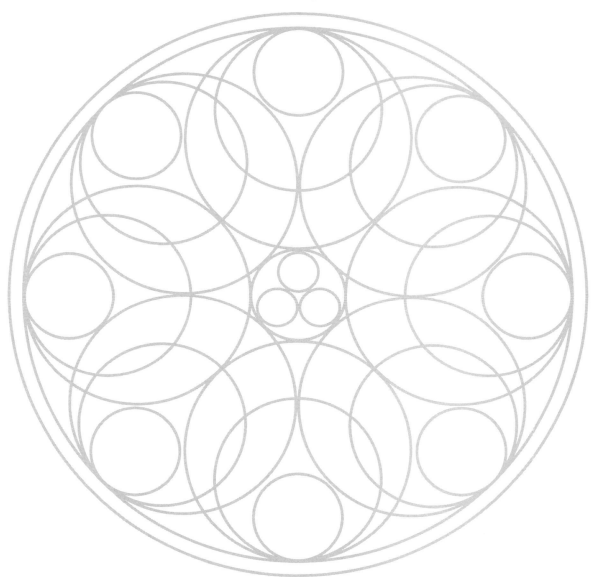

マンダラぬりえの楽しみ方

好きな色で、好きなところからぬり始めましょう。隣同士の枠は違う色にすること、やさしい色合いだけだと仕上がりがぼやけてしまうので、くっきりと濃いめの色をところどころに入れることがポイントです。しっかりすきまなく丁寧にぬりましょう。ぬり終わったら、ゆっくり鑑賞してみましょう。

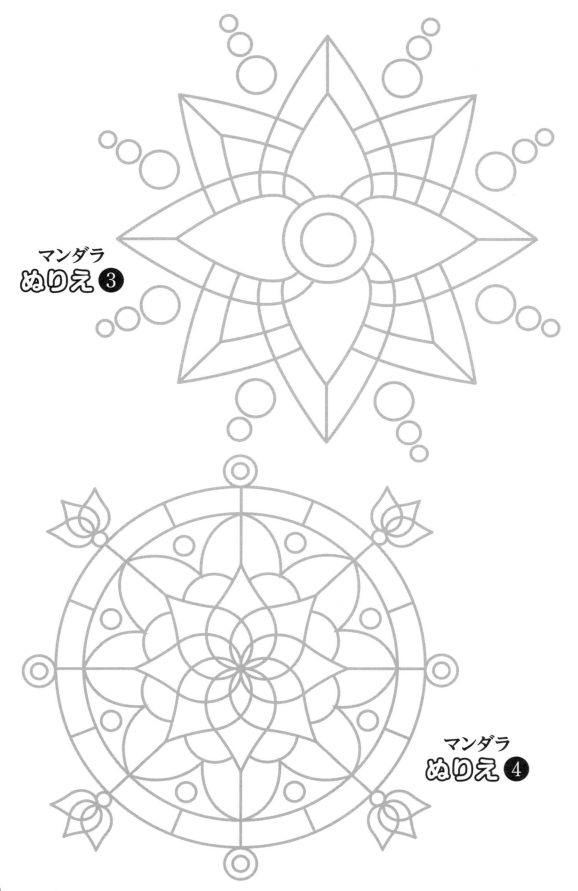

脳と心に効く マンダラぬりえ

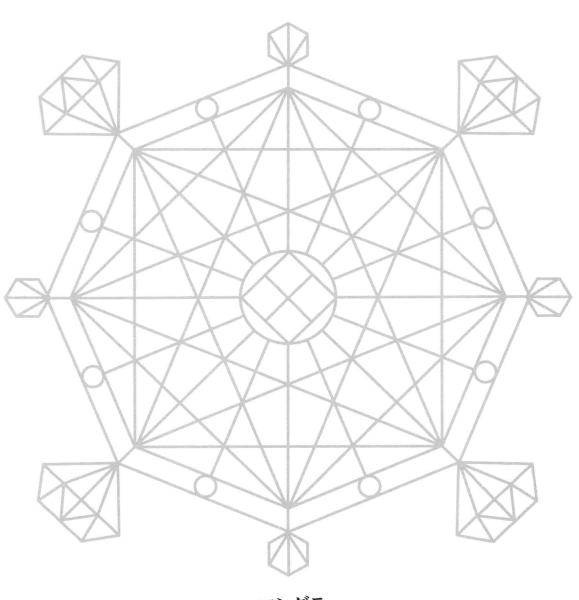

マンダラ
ぬりえ ⑤

脳と心に効く マンダラぬりえ

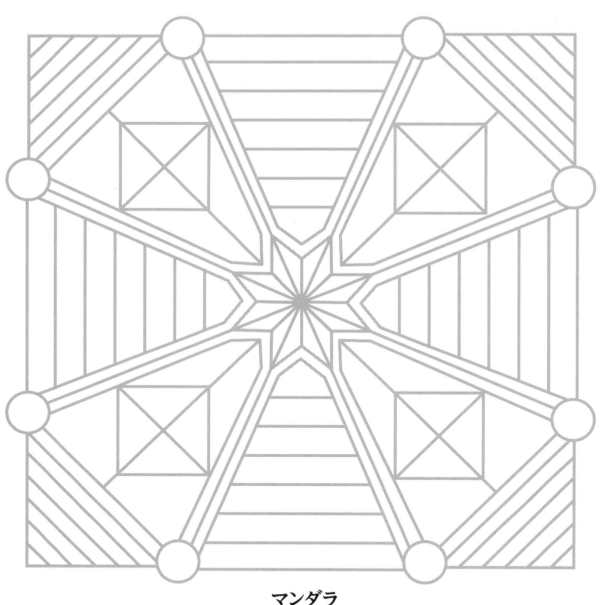

マンダラぬりえ ❻

朝の脳トレ強化習慣

1日5分

第3週目

15日目〜21日目＋チャレンジパズル

Nバックここから
2つ前のひらがなと「同じ」「違う」を判断。
※使い方は23ページ参照

ミニ脳トレ 2
あと何分でしょうか？

イラストは鏡に映ったデジタル時計です。時計の時間を見て、質問に答えましょう。午前・午後は関係なく答えてください。
（答えは55ページです）

問1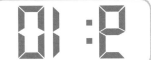
9時半まであと何分？ 　　　分

問2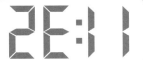
12時まであと何分？ 　　　分

問3
4時半まであと何分？ 　　　分

15日目 Q29 — 集中力を鍛える 記号の順に進もう

難易度 ★★☆

目標時間 3分00秒　所要時間 　分　秒

「進む順」の通りに記号を順番に繰り返しながら、タテ、ヨコに進み、ゴールしてください。斜めに進んだり、後戻りしたり、同じマスを2回通ったりすることはできません。

（答えは120ページです）

進む順　○ → △ → □ → ☆ → ◇

スタート ▼

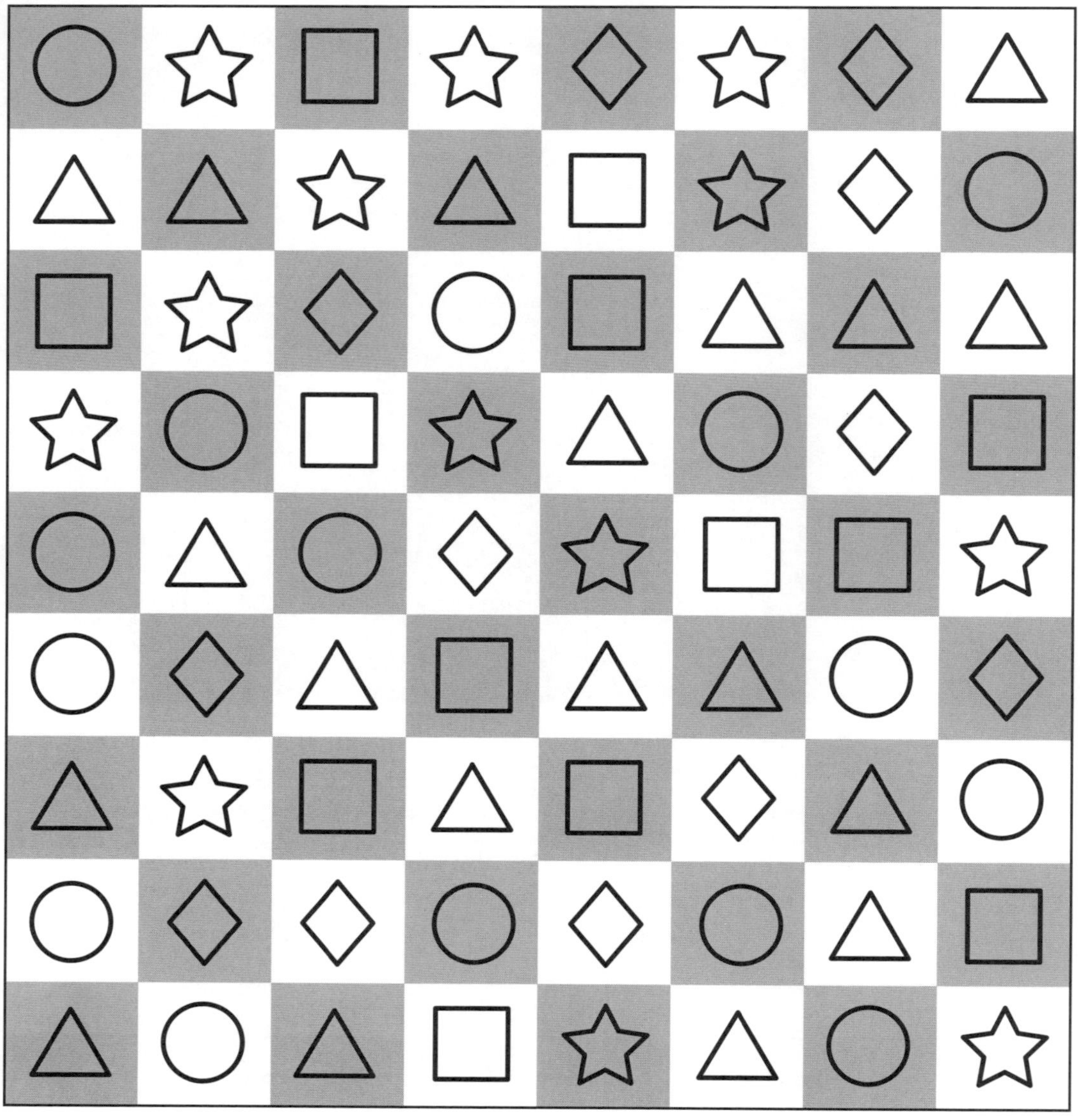

ゴール ▼

チャレンジパズル③の答え　問1 3羽　問2 いない　問3 3本　問4 たまねぎ

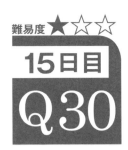

空間認知力を鍛える
点をつなぐと

目標時間 **2**分 **00**秒　　所要時間 □分 □秒

☆から★までの点を、番号順に線でつないでください。現れた絵は何ですか？　（答えは120ページ）

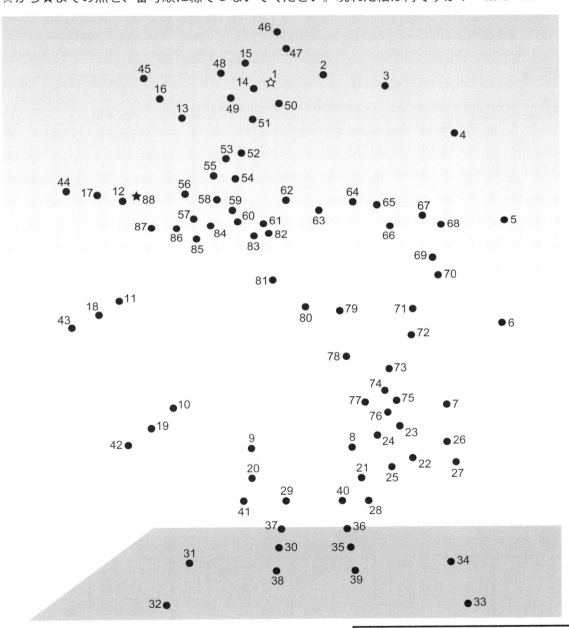

答え □

ミニ脳トレ②の答え　問1 20分　問2 25分　問3 4分

16日目 Q31

難易度 ★★☆

集中力を鍛える ミニナンプレに挑戦！

目標時間 2分30秒　　所要時間 　分　秒

タテの列とヨコの列の4つのマスには、1～4の数字が1つずつ入ります。太枠で囲まれた2×2のブロックにも、1～4の数字が1つずつ入ります。例の解き方にしたがって、すべてのマス目を埋めましょう。

（答えは120ページです）

例

1	2	3	A
B	4		2
2		4	
	3	2	1

→

1	2	3	4
3	4	1	2
2	1	4	3
4	3	2	1

◎いちばん上のヨコの列には、すでに1、2、3の数字が入っています。よって、Aのマスには4を記入します。
◎左上のブロックには、すでに1、2、4の数字が入っています。よって、Bのマスには3を記入します。
このように、空きマスの少ない列やブロックから埋めていきましょう。

問1

4			3
	3	4	
3			4
2			1

問2

	2	4	
1			3
2			4
	3	1	

問3

	1	3	
			1
4			
	3	4	

問4

2			3
	3	4	
4			1

問5

		2	
	3	4	
	4	2	
3			

問6

	3		
			1
	1		
			4

16日目 Q32 集中力を鍛える　足りないものは何？

目標時間 2分30秒　所要時間 ─分─秒

問1〜問4には、それぞれ足りないものがあります。探して答えを書きましょう。

（答えは59ページです）

問1　1〜30のうち、足りない数字1つは何？

```
20   9  16  26  24
11   1  30   8   2
15   4  23  12  29
13  28   3  18  27
 6  10  19  25  14
 7  17  21   5
```

答え：**22**

問2　A〜Zのうち、足りないアルファベット2つは何？

```
N  J  T  C  I
S  B  F  R  Z
H  Y  L  W  A
P  D  U  G  V
M  E  Q  K
```

答え：**O、X**

問3　1〜50のうち、足りない数字1つは何？

```
13   3  33  27  10  44  16  42
38  24  41  22  39  26  31  14
 5  15  36   7  48  20   1  40
45  19  50  46  12  25  29  37
28   6  17  34   4   9  18   8  23
43  49   2  30  21  11  47  32
```

答え：**35**

問4　あ〜んのうち、足りないひらがな2つは何？

```
ふ た し ほ む か ね ゆ
こ ん う は す と い ひ
ら つ も や け れ め そ
ま に て き を ろ よ く
え る せ み あ わ お な
さ ち ぬ へ
```

答え：**の、り**

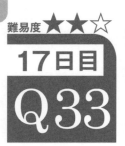

集中力を鍛える 漢字熟語しりとりパズル

目標時間 2分30秒　所要時間 　分　秒

2字熟語の2文字目の読みが、次の1文字目の読みになるようにしりとりをして、空欄の漢字を埋めてください。

（答えは121ページです）

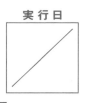

第3週 17日目

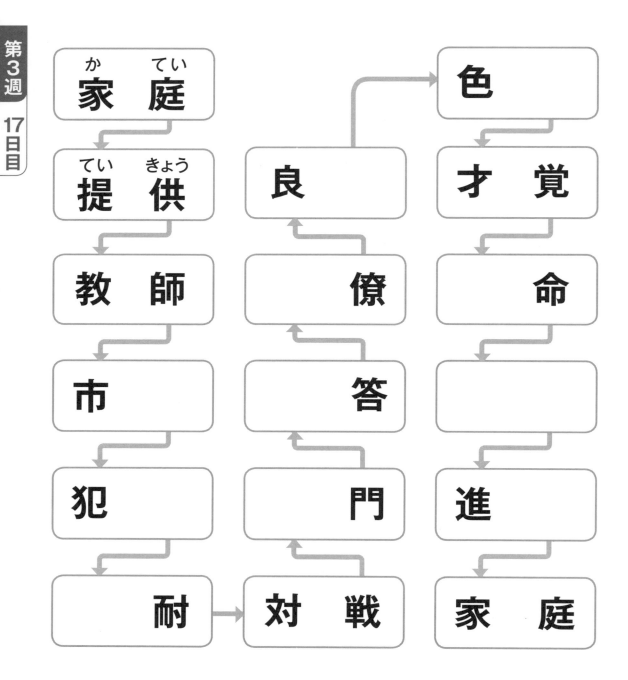

58

17日目 Q34 想起力を鍛える 組み立て熟語パズル

難易度 ★☆☆
目標時間 2分30秒
所要時間 □分□秒

それぞれの漢字のパーツを上下左右に組み合わせて、1つの漢字をつくり、□に書きましょう。
2つの漢字を上から順に組み合わせた熟語が答えです。

(答えは61ページです)

問1
言 + 刃 + 心 = □
口 + 矢 = □

問2
日 + 月 = □
角 + 刀 + 牛 = □

問3
比 + 王 + 王 = □
王 + 王 + 巴 = □

問4
日 + 皿 + 月 = □
糸 + 勺 = □

問5
貝 + 才 = □
伐 + 門 = □

問6
口 + 士 + 糸 = □
氏 + 日 + 女 = □

問7
立 + 木 + 斤 = □
开 + 刂 + 土 = □

問8
日 + 日 + 立 = □
口 + 日 + 日 = □

Q32の答え 問1 22 問2 ○、× 問3 35 問4 の、り

3

18日目 Q35 難易度 ★★☆

ワーキングメモリを鍛える
記号を数えて計算しよう

目標時間 **2**分 **00**秒　所要時間 □分 □秒

実 行 日

記号表にはそれぞれ4種類の記号が散っています。それぞれを数えて、その個数を計算式の記号に当てはめて計算しましょう。記号の数はメモせず、忘れたらその都度、数え直します。

（答えは62ページです）

第3週 18日目

問1～問5 記号表

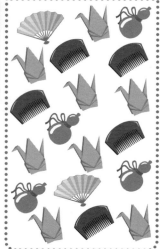

問1　2 + 🕊 − 1 + 🪮 − 3 + 5 = □

問2　1 + 7 − 🎎 + 6 − 8 − 🪭 = □

問3　🕊 − 6 − 1 + 3 + 🎎 + 2 = □

問4　🎎 + 1 − 2 + 🪮 − 2 + 🕊 = □

問5　🪭 + 3 + 🪮 + 9 − 🕊 − 3 = □

問6～問10 記号表

問6　🌱 − 1 + 9 + 🍁 − 2 + 4 = □

問7　9 − 🍂 + 6 + 5 − 🌱 − 3 = □

問8　6 + 5 − 🍁 + 2 + 4 − 🐚 = □

問9　8 + 🍁 − 7 + 🐚 − 🍂 + 5 = □

問10　9 − 🌱 + 🍂 + 5 + 8 − 🐚 = □

18日目 Q36

難易度 ★★☆

ワーキングメモリを鍛える 暗号通りに書き入れよう!

目標時間 **3**分 **00**秒　所要時間 ☐分 ☐秒

実行日 ☐/☐

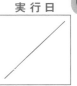

各問には、上段に対応した暗号（下段）が記されています。これを各問20秒で覚えます。次に暗号を手や紙で隠し、問題の空欄に覚えた暗号を書き込んでください。書き込み終わったら暗号と照らしあわせて、自分で答え合わせをしてみましょう。（答えは121ページです）

問1 暗号1

ナ	ス	ラ
よ	て	み

ラ	ナ	ス	ナ	ラ	ス
ナ	ラ	ス	ナ	ス	ラ
ス	ナ	ラ	ス	ラ	ナ

問2 暗号2

D	Q	N
○	¥	?

N	D	Q	N	Q	D
Q	N	D	Q	D	N
D	Q	N	D	N	Q

問3 暗号3

つ	め	ほ
木	月	土

つ	ほ	つ	め	ほ	め
ほ	つ	め	つ	め	ほ
ほ	め	つ	つ	ほ	め

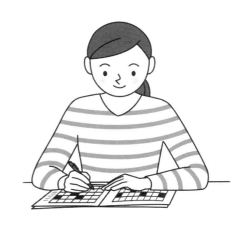

Q34の答え　問1 認知　問2 明解　問3 琵琶　問4 盟約　問5 財閥　問6 結婚　問7 新型　問8 暗唱

19日目 Q37 空間認知力を鍛える 鏡文字を書こう

実行日

難易度 ★★☆

目標時間 3分 00秒　所要時間 □分 □秒

文字の左右を反転させた「鏡文字」を書きましょう。最初は見本をなぞります。

- さいおうがうま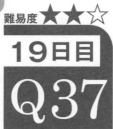
- ぬれてにあわ
- しゃかにせっぽう
- てんたかくうまこゆるあき

- 笑う門には福来る
- 危ない橋を渡る
- 親の心子知らず

Q35の答え　問1 16　問2 0　問3 10　問4 14　問5 8　問6 23　問7 7　問8 8　問9 12　問10 15

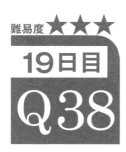

ワーキングメモリを鍛える
いちばん多いのはどれ？

目標時間 2分00秒　所要時間 　分　秒

問1 は4種類、問2 は5種類のイラストが散りばめられています。いちばん多いイラストは、それぞれどれでしょうか？　できるだけ印をつけたりメモをしたりせずに答えましょう。

（答えは65ページです）

問1

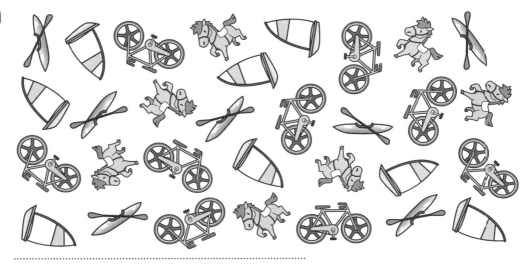

 ヨット　 カヌー　 馬　 自転車

答え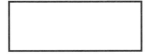

問2

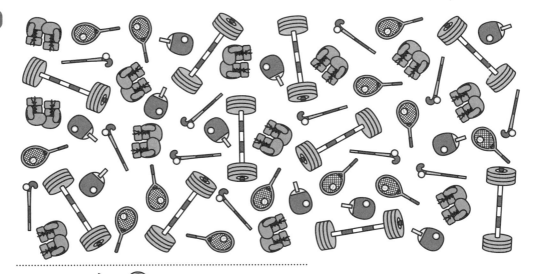

 ボクシング　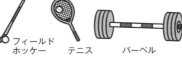 フィールドホッケー　テニス　バーベル　 卓球

答え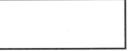

20日目 Q39

難易度 ★★☆

空間認知力を鍛える 折り紙展開図パズル

目標時間 2分30秒　所要時間 □分□秒

実行日

折り紙を4つ折りにして一部を切りました。折り紙を開いた図は、それぞれ①〜⑤のどれになるでしょうか。番号に○をつけましょう。

（答えは66ページです）

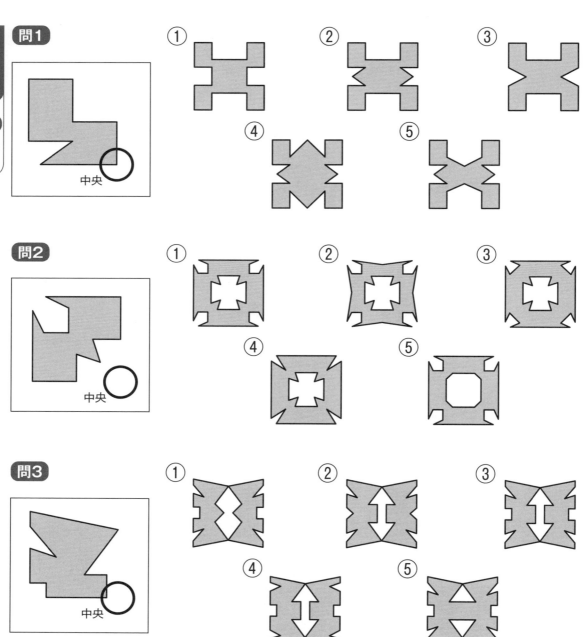

20日目 Q40 集中力を鍛える バラバラ数字探し

難易度 ★☆☆

目標時間 2分30秒　所要時間 　分　秒

実行日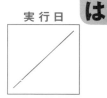

は

数字を見ながら、問1～問8の質問に答えましょう。数字は全て漢字も含みます。

（答えは67ページです）

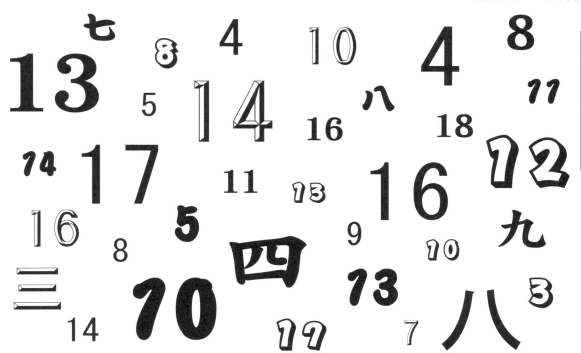

問1　もっとも数の大きな数字は何？

問2　もっとも数の小さな数字は何？

問3　4～9の数字で、ないものが1つあります。その数字は何？

問4　12～17の数字で、ないものが1つあります。その数字は何？

問5　8はいくつありますか？

問6　13はいくつありますか？

問7　2つある数字はいくつありますか？

問8　3つある数字はいくつありますか？

Q38の答え　問1 自転車　問2 テニス

21日目 Q41 想起力を鍛える 名前探しシークワーズ

難易度 ★★★

目標時間 2分00秒　　所要時間 　分　秒

実行日

ひらがなの列のなかに、お札に肖像が使われた日本人の名前が隠れています。余分なひらがなを除いたり、足りないひらがなを加えたり、ひらがなを並び替えたりして名前をつくり、漢字で答えてください。わからないときはひらがなでもかまいません。　　（答えは69ページです）

問1 余分なひらがなが、1文字入っています。
「ぐひちいよので」

問2 余分なひらがなが、1文字入っています。
「ぐひちいおうちょ」

問3 余分なひらがなが、2文字入っています。
「うんつなきそせかめ」

問4 余分なひらがなが、2文字入っています。
「うんつなべいにぞと」
※ヒント…姓は漢字で3文字で、最初の字は「新」です

問5 余分なひらがなは入っていません。
「ざゆくわちふき」

問6 余分なひらがなは入っていません。
「ぶうろといみひ」

問7 余分なひらがなが、1文字入っています。
「すわいもみとらく」
※ヒント…名前を漢字で書くと「具視」です

問8 余分なひらがなが、1文字入っています。
「すわいがけたたきい」

問9 余分なひらがなは入っていません。
「んのくやにみそと」
※ヒント…通称は「金次郎（金治郎）」

問10 ひらがなを1文字除いてあります。
「うしたとしくい」

Q39の答え　問1 ②　問2 ①　問3 ③

21日目 Q42

難易度 ★★★

想起力を鍛える
あのころを思い出してみよう

目標時間 3分00秒　所要時間 □分□秒

あなたが小学生のころのことを思い出してみましょう。

問1 あなたが住んでいた家の住所を書いてください。

問2 一緒に暮らしていたのは何人でしたか？　全員の名前を書いてください。

□人　　同居していた人

問3 住んでいた家の間取りを描いてください。

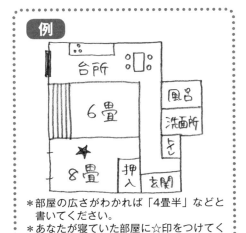

*部屋の広さがわかれば「4畳半」などと書いてください。
*あなたが寝ていた部屋に☆印をつけてください。

Q40の答え　問1 18　問2 3　問3 6　問4 15　問5 5つ　問6 3つ
問7 6つ（3、4、5、9、11、17）　問8 5つ（8、10、13、14、16）

週末体操 3 歩きながら頭の体操

歩きながらかけ算九九の逆唱や、ちょっと変わったしりとりを行います。ウォーキングでは海馬の活動を高め記憶力アップに。また、「最後の言葉しりとり」では、複雑なしりとりを考え口に発することで、集中力や思考力のアップにもつながります。

歩きながら九九の逆唱

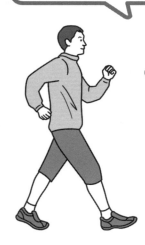

$2 \times 9 = 18$
$2 \times 8 = 16$
$2 \times 7 = 14$
⋮

1 2〜3分間ゆっくりウォーキングしながら、頭の中で九九を逆唱します。

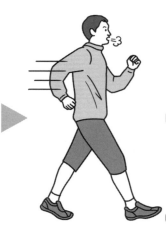

2 次の2〜3分間は、大またで早歩きをします。少し息があがるくらい行います。その後 **1** に戻ります。

最後の言葉しりとり

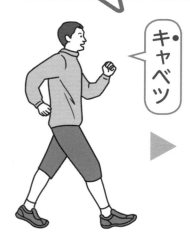

キャベツ

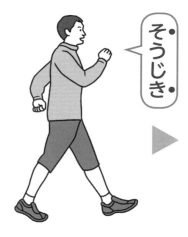

そうじき

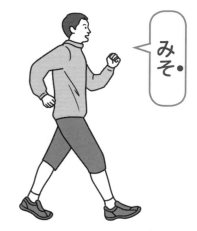

みそ

1 ウォーキングをしながら、声に出してしりとりをします。例えば「キャベツ」から始めたら、次は最後の言葉の"き"で終わる言葉を探します。

2 "き"で終わる言葉を、例えば「そうじき」と答えたら、次は"そ"で終わる言葉を探します。歩くスピードはかえなくてかまいません。

3 "そ"で終わる言葉を、例えば「みそ」と答えたら、次は"み"で終わる言葉を探します。このように、しりとりを続けます。

🔥 カナつめナンクロ

すでに入っている「フ」のように、リストのカナをマスに入れ、クロスワードを完成させましょう。同じ数字のマスには同じカナが入ります。最後に、答えの欄の数字の文字でできる言葉を答えてください。想起力が鍛えられます。　（答えは123ページです）

リスト
- ☐ イ
- ☐ キ
- ☐ ク
- ☐ ス
- ☐ タ
- ☐ ト
- ☑ フ
- ☐ マ
- ☐ ー

クロスワード盤面：
- 1行目: ミ, ギ, 4, 4, ■, 3
- 2行目: 4, 6=フ, ■, ハ, 5, 4
- 3行目: ■, 2, ラ, 7, 9, 1
- 4行目: 3, カ, 8, ■, 9, ■
- 5行目: パ, 1, 6=フ, エ, 7, 2
- 6行目: 8, ド, ■, 2, 5, リ

【文字対応表】

1	2	3	4	5	6	7	8	9
					フ			

答え

3	9	1	2

Q41の解答

問1 野口英世（のぐちひでよ）　**問2** 樋口一葉（ひぐちいちよう）　**問3** 夏目漱石（なつめそうせき）　**問4** 新渡戸稲造（にとべいなぞう）　**問5** 福沢諭吉（ふくざわゆきち）　**問6** 伊藤博文（いとうひろぶみ）　**問7** 岩倉具視（いわくらともみ）　**問8** 板垣退助（いたがきたいすけ）　**問9** 二宮尊徳（にのみやそんとく）　**問10** 聖徳太子（しょうとくたいし）

漢字シークワーズ

リレー問題

すでに線がひかれている「試行錯誤」のように、マス目のタテ、ヨコ、ナナメにリストの言葉が入っています。その言葉を探しましょう。想起力が鍛えられます。全部を探すとマス目に2文字残ります。その2つの漢字を上から順に、次ページの「リングスケルトン」の色マスに入れましょう。　　（答えは123ページです）

リスト

- □ 一方通行
- □ 英字新聞
- □ 機会均等
- □ 呉越同舟
- □ 誤字脱字
- ☑ 試行錯誤
- □ 試写会
- □ 真実一路
- □ 前代未聞
- □ 丁字路
- □ 手前勝手

英	字	新	聞	誤	舟
手	時	未	錯	字	同
勝	代	行	路	脱	越
前	試	一	通	字	呉
手	実	写	計	方	丁
真	等	均	会	機	一

残った2文字が、「リングスケルトン」の色マスに上から順に入ります。

リレー問題 リングスケルトン

例のように、正方形の枠にリストの熟語を時計回りに入れましょう。熟語の最初の文字が入る位置はバラバラです。リストに残った熟語は何でしょう？　　　　　　　　　　（答えは123ページです）

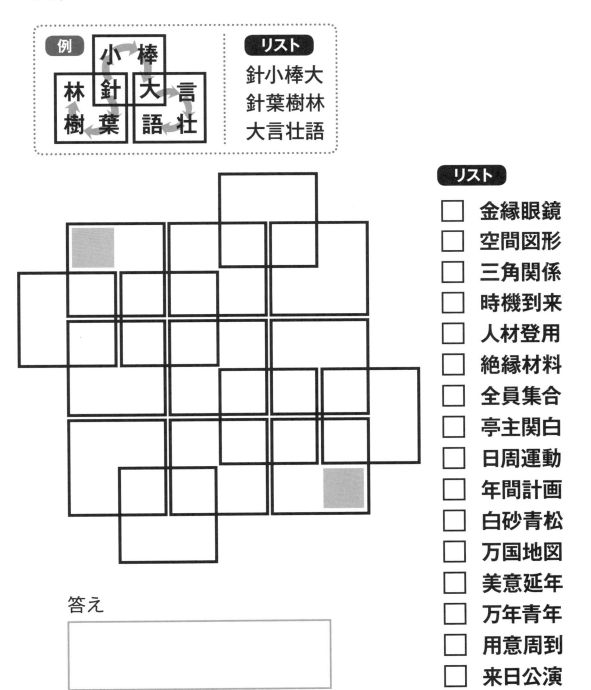

リスト
- 金縁眼鏡
- 空間図形
- 三角関係
- 時機到来
- 人材登用
- 絶縁材料
- 全員集合
- 亭主関白
- 日周運動
- 年間計画
- 白砂青松
- 万国地図
- 美意延年
- 万年青年
- 用意周到
- 来日公演

答え

脳活コラム

くよくよしない、一人で考え込まない！

ポジティブ脳で脳の健康維持

　毎日の生活の中では、もの忘れをしたり、思ったように物事が進まなかったり、うっかりミスをしてしまったりと落ち込んでしまうことはよくあります。そんなとき、イライラしたり、一人内にこもって悲観的に考え込んだりすると、からだの免疫力が下がり、ストレスに弱い体質になってしまい、うつ病を引き起こすこともあるので注意が必要です。

　一方、笑ったり自分の好きなことをしたりすると脳は楽しいと感じ、快感ややる気に関わる線条体の活動が高まります。線条体の活動が活発になるとストレスに反応するホルモンの分泌が低下し、記憶力もよくなるといわれています。ですから、毎日なるべく笑顔で過ごしましょう。笑顔で過ごせば、物事をポジティブに考えられるようになります。

　また、自分が心からドキドキ、わくわくできる楽しみを持つことです。テレビ番組を見る、旅行の計画を立てて出かける、人とのおしゃべりを楽しむ、パズルを解くなど何でもかまいません。日常の中でドキドキ、わくわくできる楽しみを持つと、自然に笑顔が出ます。そうすることで毎日の生活にはりが出て、脳の働きの低下予防につながり脳の健康を維持することができます。

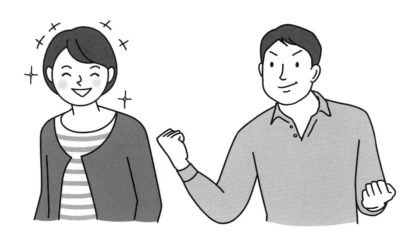

1日5分
朝の脳トレ強化習慣

第4週目

22日目〜28日目＋チャレンジパズル

ミニ脳トレ 3
今何時でしょうか？

イラストは鏡に映った時計です。時計が指しているのは何時何分でしょうか？ 午前・午後は関係なく答えてください。（答えは75ページです）

問1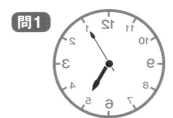

時　　分

問2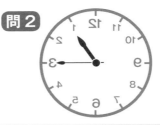

時　　分

問3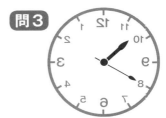

時　　分

22日目 Q43

難易度 ★★☆

ワーキングメモリを鍛える
ぴったりのペアを探そう

実行日

目標時間 3分 00秒　　所要時間 □分 □秒

文字や記号の組み合わせがランダムに並んでいます。このなかから、同じ並びの組み合わせを見つけて○をつけましょう。問1と問2には1組、問3〜問6には2組隠れています。

（答えは121ページです）

第4週 22日目

問1
ピパザ	ゼジジ	ペピパ	
ゼズパ	ゼペパ	ズプザ	ペズジ
プザプ	ペズジ	ペピザ	ザゼプ
ザザズ	ズザピ	パピペ	プジプ

問2
♡ ← ♣ ➡ ♤ ♡ 〓 ♡ ➡
♣ ♡ ➡ ← ♤ ◇ ♣ ■ 〓 ◇ ♤
← ◇ 〓 〓 ■ ♣ ♡ ➡ ♤ ➡ ♣
〓 ♤ ◇ ♣ ■ ➡ ← ♤ ◇ ♤ ← ■

問3
ペゼジ	ズパザ	ジザパ	ゼプピ
ゼピペ	ペプズ	ピゼピ	パプゼ	プペゼ
ピピズ	パペピ	パジゼ	ジピプ	ザペプ
ズプピ	ゼゼパ	ジゼピ	ザジパ	ザザジ
ペジザ	ジピプ	ザペピ	ズパザ	ペザジ

問4
■ ■ ◇ 〓 ♤ ■ ♡ ♣ ➡ ■ ◇ 〓
← ← ♤ 〓 ■ ♡ ♤ ➡ ♣ ◇ ➡ ♣ 〓 ← ♤
← ◇ ■ ◇ ➡ ♣ 〓 〓 ♣ ♤ ■ 〓 ♡ 〓
〓 ♣ ■ ♣ ← ♡ ♡ ➡ ♡ ➡ 〓 〓 ♡ ■
♤ 〓 ◇ ◇ ■ 〓 ♡ ♤ ■ ♣ ◇ ➡

問5
パプパ	プパペ	パプピ	ピプペ
ザジズ	ゼザズ	ザプジ	ゼジズ	ペゼズ
ペプパ	プペプ	ゼズザ	ピペゼ	ゼザズ
ピペパ	ズゼジ	パプペ	ジズザ	パズペ
パプペ	ザピジ	ジプズ	ズザゼ	ペプペ

問6
← 〓 ◇ ♤ ■ ♣ ♤ ■ 〓 ♡ ♤ ➡
➡ ■ ♡ 〓 ■ ◇ ← ♤ ♡ ♡ ♤ 〓 ➡
← 〓 ♣ ♡ ➡ ■ ➡ ♤ ➡ ■ ♡ ♣ ■ ←
〓 ■ 〓 〓 ♤ ← ♣ ■ ♤ ■ 〓 ← ♣ ➡
➡ 〓 ♣ ■ ♣ ◇ ◇ ■ ◇ ➡ ♤ ← 〓 ♤ ←

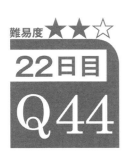

ワーキングメモリを鍛える
ボタンの値段を計算しよう

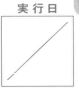

目標時間 2分00秒　**所要時間** 　分　秒

それぞれのボタンには値段がついています。その値段で計算します。できるだけ印をつけたりメモをしたりせずに答えましょう。

（答えは77ページです）

ボタンの値段

＝500円　＝100円　＝50円　＝5円　＝1円

問1 Ⓐ～Ⓒのうち、ボタンの合計額がいちばん高いのはどれでしょうか？　答え ☐

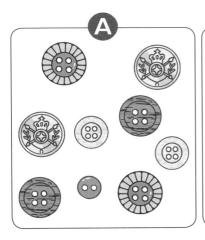
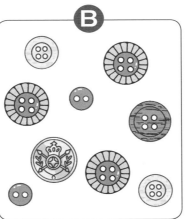
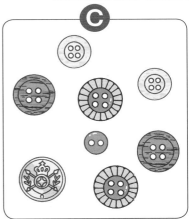

問2 ボタンの値段をすべて足すといくらになりますか？　答え ☐

ミニ脳トレ③の答え　問1 5時5分　問2 1時15分　問3 10時40分

3 23日目 Q45

難易度 ★★☆

空間認知力を鍛える
キューブはどう見える？

目標時間 **2**分**00**秒　　所要時間 □分 □秒

Ⓐ〜Ⓓの方向から見たとき、キューブはどう見えるでしょうか。例にならって、矢印の方向から見た形を左の枠にあるキューブに描き足してください。

（答えは121ページです）

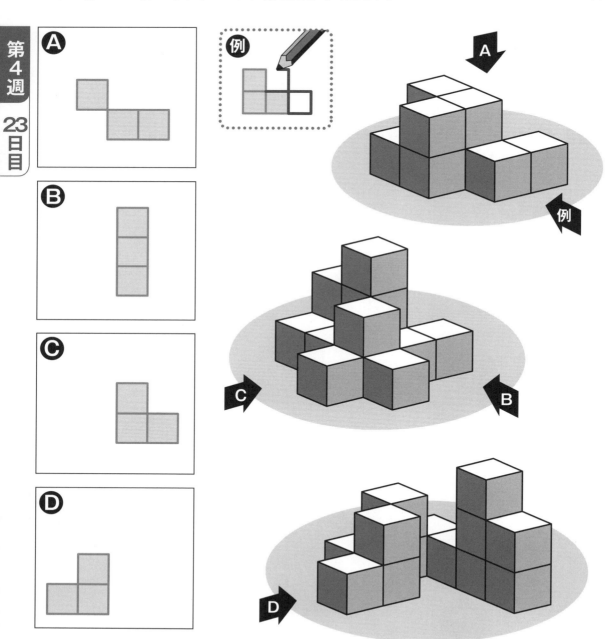

76

難易度 ★★★

23日目 Q46 空間認知力を鍛える イラスト間違い探し

目標時間 **3**分 **00**秒　　所要時間 ☐分 ☐秒

実行日

下のイラストは上のイラストを左右反転したもので、違うところが7か所あります。違うところをすべて探しましょう。

（答えは121ページです）

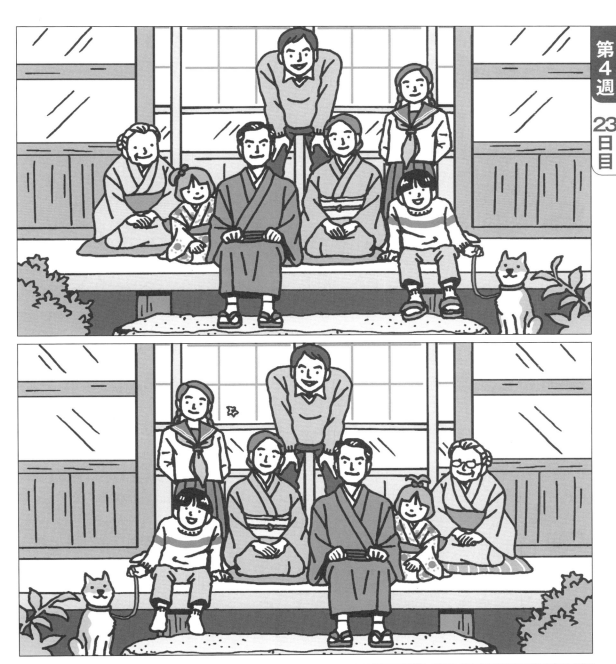

第4週　23日目

Q44の答え　問1 A（A＝1311円、B＝862円、C＝811円）　問2 1969円

24日目 Q47 集中力を鍛える 三角計算に挑戦！

目標時間 **2**分 **30**秒　　所要時間 □分 □秒

38ページの例にならって三角形の計算式の暗算をし、○に入る数字を答えてください。できるだけ、指を折ったりメモをとったりせずに答えましょう。

（答えは80ページです）

第4週　24日目

問1
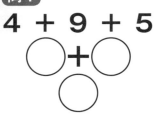

問2
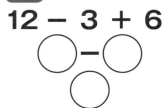

問3
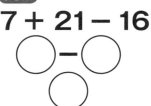

問4
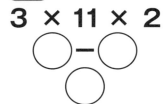

問5
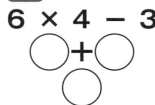

問6
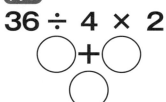

問7
42 ÷ 2 + 5
○ ÷ ○
○

問8
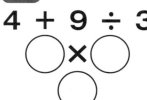

問9
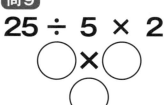

問10
9 × ○ × ○
○ − 32
40

問11
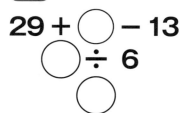

問12
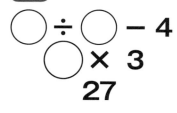

24日目 Q48

難易度 ★★☆

集中力を鍛える 計算ぬり絵パズル

目標時間 **2**分**30**秒　　所要時間 □分□秒

実行日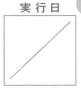

それぞれのマスの計算を解き、その答えが、「4」「7」「10」「13」のマスだけ塗りつぶします。全部を塗ると浮き出てくる漢字があります。それが答えです。

（答えは122ページです）

第4週 24日目

答えが 4、7、10、13 になるマスを塗りつぶします。

20-14	3+1		7+4		9-1		17-8
	19-18		6+7		5+2		16-3
8+2	14-10			31-26		2+4	
1+2	30-18	24-10	6-2	3+7	9+5	16-9	8+4
	6+1						
7-2		6+2	8+3			15-13	
	27-14		25-15	5-1		8+5	
3+6	4-2		5+1	1+9		6+8	
9+4	2+2	7+5	2-1		10-1		
	29-18			20-13	2+3		9-6
6+4	18-11		17-9				

答え □

79

25日目 Q49 想起力を鍛える 熟語組み立てパズル

実行日

目標時間 3分00秒　所要時間 　分　秒

問1〜問9は、それぞれ漢字2文字の旅に関する言葉をバラバラにしたものです。バラバラのパーツを組み立てて、熟語を作り、□に書きましょう。

（答えは82ページです）

問1
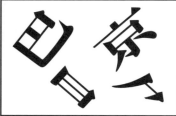

問2
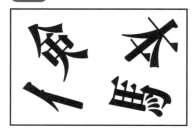

問3
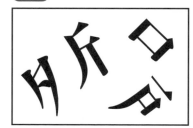

問4
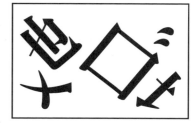

問5
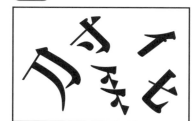

問6
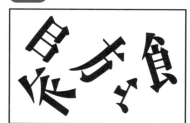

問7
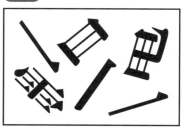

問8
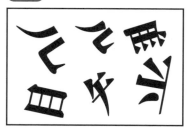

問9
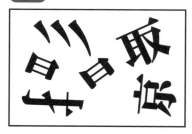

Q47の答え　問1 13, 14, 27　問2 9, 9, 0　問3 28, 5, 23　問4 33, 22, 11　問5 24, 1, 25　問6 9, 8, 17　問7 21, 7, 3　問8 13, 3, 39　問9 5, 10, 50　問10 8, 4, 72　問11 19, 48, 8　問12 63, 7, 9

25日目 Q50 想起力を鍛える 同じ読みの熟語を探そう

難易度 ★★☆
目標時間 2分00秒　所要時間　分　秒

読みが同じ熟語が3つずつあります。それらをすべて探すと、熟語が1つ余ります。余った熟語を答えてください。

（答えは83ページです）

第4週 25日目

減菌　昇任　整体　猶子　獅子　融資　志士　勇士　聖人　推薦　垂線　声帯　厳禁　四肢　静態　正体　承認　水洗　尚泰　招待　油脂　現金

答え：油脂

26日目 Q51

難易度 ★★☆

ワーキングメモリを鍛える
記憶し続けられるかな？

実行日

目標時間 **2**分 **00**秒　　所要時間 □分 □秒

①の計算を暗算で解いて答えを覚え、覚えたら式を手で隠します。次に②（あるものは③も）の質問に答えてください。最後に、式を隠したまま、①の答えを書き込みます。解き方の例は42ページを参照ください。

（答えは84ページです）

第4週 26日目

問1
① $14 + 7 = ?$
② 来月は何月？
③ ①の答えは何？

答え □

問2
① $32 - 19 = ?$
② 「好きな遊び」を3つ言ってください。
③ ①の答えは何？

答え □

問3
① $8 × 9 = ?$
② 「最寄りの駅」を言ってください。
③ ①の答えは何？

答え □

問4
① $81 ÷ 9 = ?$
② 「首都になっている世界の都市」を3つ言ってください。
③ ①の答えは何？

答え □

問5
① $45 × 2 = ?$
② 「映画のタイトル」を1つ言ってください。
③ 「『な』で始まる有名人」を3人言ってください。
④ ①の答えは何？

答え □

問6
① $13 × 4 = ?$
② 「ボールを使わない競技」を1つ言ってください。
③ 「魚介類」を3つ言ってください。
④ ①の答えは何？

答え □

Q49の答え　問1 景色　問2 体験　問3 名所　問4 地図　問5 切符　問6 旅館　問7 電車　問8 観光　問9 撮影

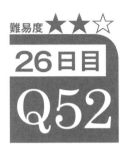

ワーキングメモリを鍛える ひらがな計算に挑戦！

実行日

目標時間 **3**分 **00**秒　所要時間 □分 □秒

ひらがなで記された数字と、マークに置き換えた計算記号（＋や－）を、頭の中で計算式にして暗算します。できるだけ指を折ったりメモをしたりせず答えましょう。

（答えは85ページです）

☆ ⇒ ＋
♥ ⇒ －
に置き換えます。

例　ご☆ に♥ よん＝□
　　↓
　　5 ＋ 2 － 4 ＝ 3

問1　はち♥よん☆ろく☆じゅう＝□

問2　ご☆ご☆なな♥はち☆に＝□

問3　きゅう☆ろく♥なな♥さん☆はち♥よん＝□

問4　いち☆はち♥ご♥さん☆なな☆に＝□

問5　なな♥さん♥よん☆きゅう♥なな☆いち☆ろく♥さん＝□

問6　ろく♥よん♥さん☆きゅう☆ろく♥なな☆いち♥よん＝□

問7　ろく☆じゅうよん☆じゅうご♥きゅう♥なな♥ご♥はち＝□

問8　にじゅうご♥じゅうよん☆きゅう♥はち☆さんじゅう♥に＝□

問9　さんじゅうさん♥じゅうなな♥じゅう☆よん☆はち♥きゅう＝□

問10　ごじゅう♥にじゅうよん☆じゅうご♥じゅうに♥にじゅう＝□

Q50の答え　油脂

27日目 Q53

難易度 ★★★

空間認知力を鍛える
命中させた選手はだれ?

実行日

目標時間 **2**分 **30**秒　　所要時間 □分 □秒

クレーにみごと命中させたのはどの選手でしょうか？　指で軌道をたどって、命中させた選手の番号に○をつけてください。

（答えは122ページです）

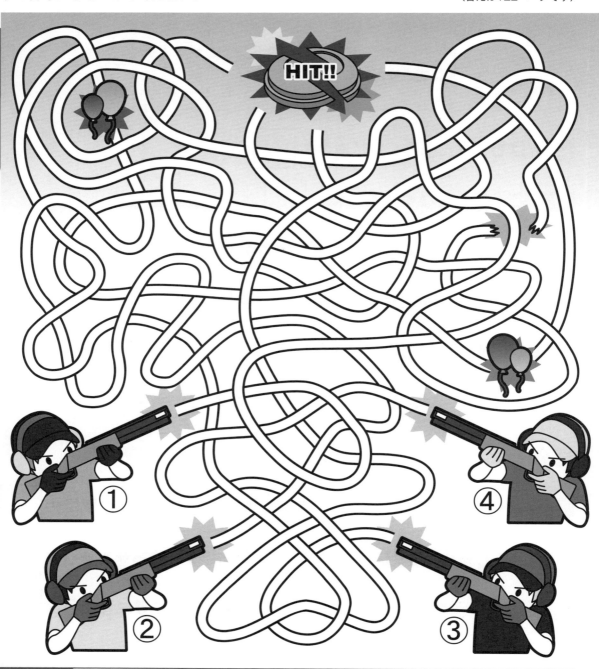

Q51の答え　問1 21　問2 13　問3 72　問4 9　問5 90　問6 52

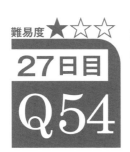

難易度 ★☆☆

27日目

Q54

空間認知力を鍛える
仲間はずれはどれ?

目標時間 **2**分 **30**秒　　所要時間 □分 □秒

実行日

イラストのなかには、それぞれ1つだけほかと少し違うものがあります。探して○をつけましょう。

（答えは122ページです）

第4週 27日目

問1

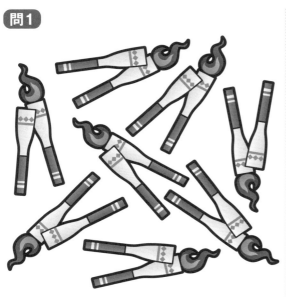

問2

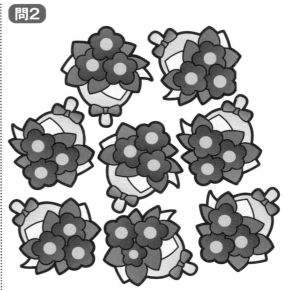

問3

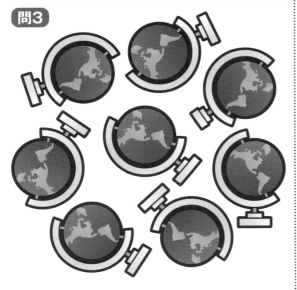

問4

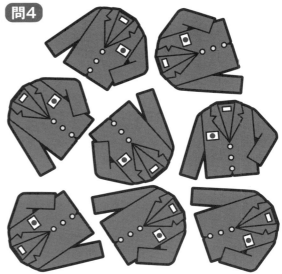

Q52の答え　問1 20　問2 11　問3 9　問4 10　問5 6　問6 4　問7 6　問8 40　問9 9　問10 9

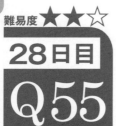

集中力を鍛える ミニナンプレに挑戦！

目標時間 **2**分 **30**秒　　所要時間 　分　秒

実行日

タテの列とヨコの列の4つのマスには、1〜4の数字が1つずつ入ります。太枠で囲まれた2×2のブロックにも、1〜4の数字が1つずつ入ります。56ページの例の解き方にしたがって、すべてのマス目を埋めましょう。

（答えは122ページです）

問1

1	2		
4		2	
	4		2
		3	4

問2

	1		3
2		4	
	2		4
3		1	

問3

2			3
		4	1
	2	3	
4			1

問4

	4		
		3	4
1	3		
		1	

問5

1			4
	4	2	
2			3

問6

1	4		
			1
	3		
		2	3

問7

	3		
			2
1			
		4	

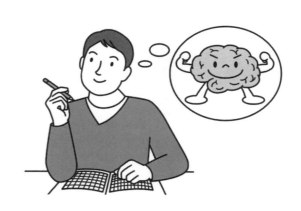

28日目 Q56 集中力を鍛える 足りないものは何？

目標時間 2分30秒　所要時間　分　秒

問1～問6には、それぞれ足りないものがあります。探して答えを書きましょう。

（答えは89ページです）

問1 12ヵ月のうち、足りない月1つは何？

弥生	水無月	師走	九月
皐月	四月	一月	神無月
葉月	二月	十一月	

答え □

問2 国民の祝日 16日のうち、足りない祝日1つは何？（2016年現在）

建国記念の日	文化の日	元日
憲法記念日	秋分の日	みどりの日
昭和の日	山の日	勤労感謝の日
こどもの日	海の日	敬老の日
体育の日	成人の日	春分の日

答え □

問3 四国、九州、沖縄地方で足りない県2つは何？

佐賀	熊本	徳島	宮崎
愛媛	大分		鹿児島
長崎	香川		沖縄

答え □ □

問4 十二支のうち、足りない動物2つは何？

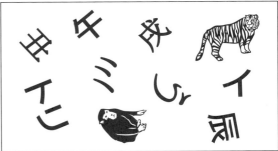

答え □ □

問5 合計金額が300円になるために、足りない小銭2枚は何？

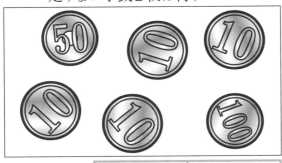

答え □ □

問6 合計金額が900円になるために、足りない小銭2枚は何？

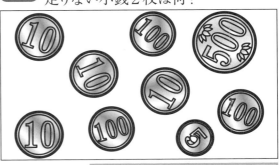

答え □ □

週末体操 4 座ってできる 頭・肩・ひざポン体操

腕の曲げのばしと左右別々の複雑な動きを2つ同時に行う体操です。記憶力アップにつながる前頭前野と、からだを動かす運動野の活動を高めます。

やってみよう

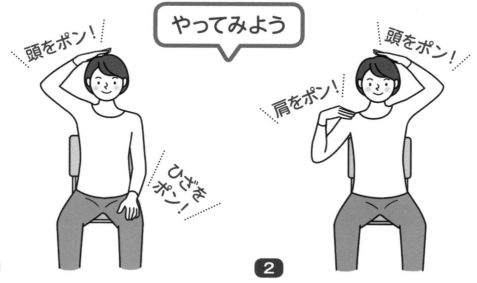

1 右手を頭におき、左手はひざの上におきます。

2 次に、右手を肩におき、左手を頭におきます。

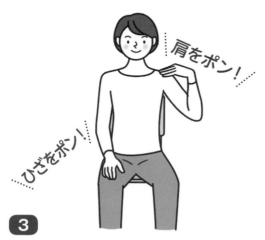

3 さらに、右手をひざにおき、左手を肩におきます。**1**〜**3**をテンポよく繰り返します。

応用編

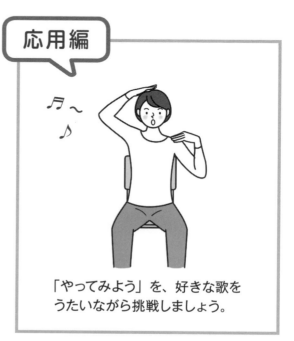

「やってみよう」を、好きな歌をうたいながら挑戦しましょう。

チャレンジパズル 7

🔥 写真の内容を覚えよう

下の写真を1分間見てください。内容を記憶して、次のページにある質問に答えましょう。質問に答えるときは、このページを見てはいけません。集中力が鍛えられます。

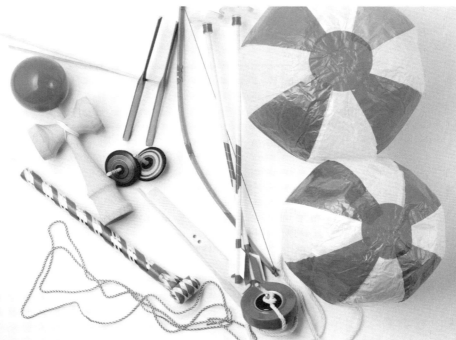

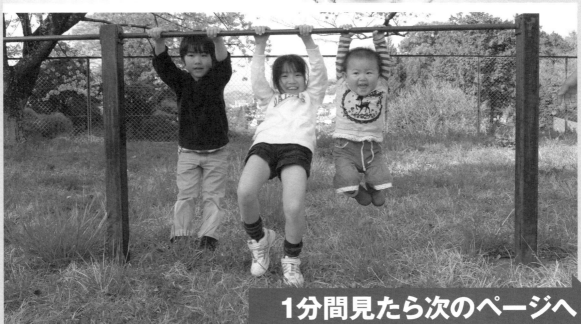

1分間見たら次のページへ

Q56の答え　問1 7月　問2 天皇誕生日　問3 高知、福岡　問4 ねずみ、ひつじ　問5 100円、10円　問6 50円、5円

リレー問題 しりとりクロスワード

カギをヒントに、スタートから時計回りに、しりとりの要領で言葉を入れていきます。A〜Dをつないでできる言葉を、漢字に直して答えてください。想起力が鍛えられます。答えの漢字2文字を、次のページの「リングスケルトン」の色マスに上から順に入れましょう。

（答えは124ページです）

カギ

1 3月3日は桃、5月5日は端午
2 飛行機に乗るために向かう
3 風邪予防に、のどをガラガラ…
4 わからない単語は辞書で調べる
5 砂糖じょう油のタレがついた○○○○団子
6 読みかけの本に挟む目印
7 実験や観察をする授業
8 写真撮影に使う機械
9 背中にコブがある、砂漠の動物
10 度が入っていない○○メガネ
11 100点取るために勉強！
12 ババ抜きやポーカーで使う

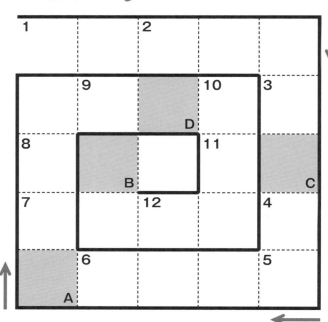

答え

A	B	C	D

→ □□

チャレンジパズル 7 問題

前のページを見ないで、質問に答えましょう。

（答えは94ページです）

問1 上の写真に、コマは全部でいくつありましたか？
問2 上の写真に、お手玉はありましたか？
問3 下の写真で、黒い服を着ているのは、左側と右側、どちらの子どもですか？
問4 下の写真の子どもたちが、遊んでいたのは何ですか？

| リレー問題 | # リングスケルトン |

前のページの答えを色マスに書き込み、例のように、正方形の枠にリストの熟語を時計回りに入れましょう。熟語の最初の文字が入る位置はバラバラです。リストに残った熟語は何でしょう？　想起力が鍛えられます。

（答えは124ページです）

「しりとりクロスワード」の答えの2文字が、色マスに上から順に入ります。

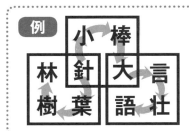

例

リスト
針小棒大
針葉樹林
大言壮語

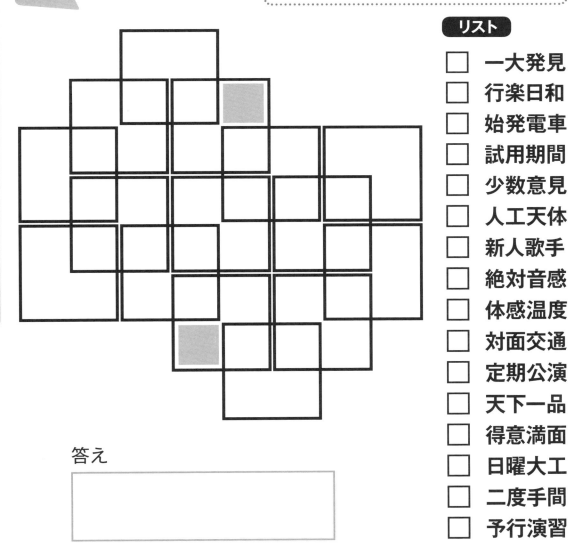

リスト
- □ 一大発見
- □ 行楽日和
- □ 始発電車
- □ 試用期間
- □ 少数意見
- □ 人工天体
- □ 新人歌手
- □ 絶対音感
- □ 体感温度
- □ 対面交通
- □ 定期公演
- □ 天下一品
- □ 得意満面
- □ 日曜大工
- □ 二度手間
- □ 予行演習

答え

脳活コラム

日常生活も脳トレのチャンス！

慣れた家事で脳の活動を高めよう

料理や皿洗い、裁縫、掃除、ガーデニングや庭の手入れなど、手を使ういつもの家事でも脳トレはできます。ただ、手慣れたことの繰り返しは、脳がリラックスしてしまい、脳の活動は沈静化してしまいます。コツは、プラスして少し「気持ちを込める」、めんどうなこともちょっとだけ「手間暇をかける」こと。これだけで脳を活性化させることができます。

●キャベツのせん切り
　リンゴの皮むき

ふだんやっている、キャベツのせん切りやリンゴの皮むきを、いつもより心を込めて丁寧にやりましょう。また、野菜の皮をむくときは、皮むき器よりも包丁でむくほうが脳はより活発化します。

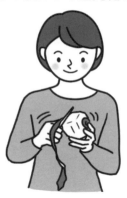

●窓ふき・ぞうきんがけ

窓ふきや床などのふき掃除のときは、そこに「やる気」を込めましょう。窓や床をふきながら「きれいになれ！」と念じると脳が活性化します。また、窓ふきは背伸び、床ふきは中腰で行うと筋力もつくのでおすすめです。

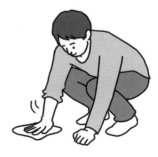

●ボタン付け・アイロンがけ

ボタン付けなどのちょっとした裁縫やアイロンがけも、いつもより心を込めて丁寧にやりましょう。心を込めると細かいところに目が行くので、その分脳の神経ネットワークを使い、脳の活動が高まります。

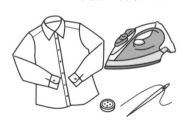

1日5分
朝の脳トレ強化習慣

第5週目

29日目～30日目＋チャレンジパズル

ミニ脳トレ 4
あと何分でしょうか？

イラストは鏡に映ったデジタル時計です。時計の時間を見て、質問に答えましょう。午前・午後は関係なく答えてください。
（答えは95ページです）

問1

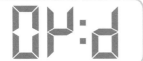

7時まで
あと何分？　　　　分

問2

21:01

11時まで
あと何分？　　　　分

問3

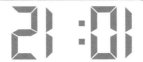

2時半まで
あと何分？　　　　分

29日目 Q57 想起力を鍛える 四字熟語しりとり

難易度 ★★☆

目標時間 3分00秒　所要時間 　分　秒

四字熟語の最後の読みが次の四字熟語の最初の読みになるようにしりとりをして、空欄に漢字を埋めてください。

（答えは122ページです）

- 四字熟語（よじじゅくご）
- 極楽浄土（ごくらくじょうど）
- 床□夢
- □我□夢
- 紆□曲□
- □津□浦
- 乱□狼藉
- □想天□
- 因□報□
- □泥万里
- □頭蛇□
- □麗□

チャレンジパズル⑦の答え　問1 3つ　問2 ない　問3 左側　問4 鉄棒

29日目 Q58

難易度 ★☆☆

想起力を鍛える
写真の名所・旧跡は？

目標時間 2分00秒　所要時間 　分　秒

実行日 ／

写真は、日本各地の名所・旧跡です。ヒントを手掛かりに、スポット名を書き込みましょう。
ヒントには写真にないスポット名も含まれています。

（答えは97ページです）

問1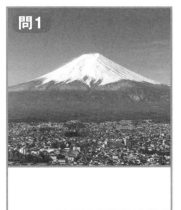

問2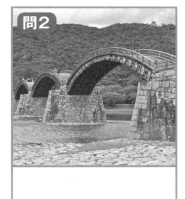

問3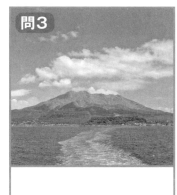

問4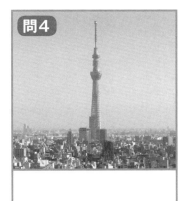

問5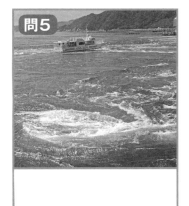

問6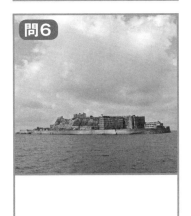

問7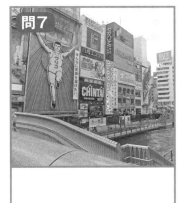

スポット名ヒント

- 錦帯橋
- 鳴門の渦潮
- 出島
- 軍艦島
- 東京タワー
- スカイツリー
- 道頓堀
- 大雪山
- 桜島
- 八ヶ岳
- 富士山

ミニ脳トレ④の答え　問1 20分　問2 45分　問3 35分

ワーキングメモリを鍛える
記号を数えて計算しよう

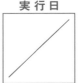
実行日

目標時間 **2**分 **30**秒　所要時間 □分 □秒

記号表にはそれぞれ4種類の記号が散っています。それぞれを数えて、その個数を計算式の記号に当てはめて計算しましょう。記号の数はメモせず、忘れたらその都度、数え直します。

（答えは98ページです）

第5週 30日目

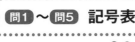
問1～問5 記号表

問1　6 − 2 + ♠ − 8 + ♦ + 1 = □

問2　♥ − 6 − 2 + ♠ + 3 − 5 = □

問3　8 + ♣ − 7 + 6 − ♥ − 2 = □

問4　1 + ♠ + ♣ − ♦ − 5 + 8 = □

問5　2 + 5 + ♥ − ♣ + 8 − ♦ = □

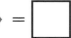
問6～問10 記号表

問6　4 + ✊ − 5 + 1 + ✌ − 9 = □

問7　9 + 6 − ✋ − ☺ + 4 + 3 = □

問8　6 + ✌ + 5 − 8 − ☺ + 7 = □

問9　✊ − 1 + 9 + ✌ − 2 + ✋ = □

問10　✋ + ☺ − 4 + 9 + 7 + ✊ = □

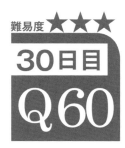

ワーキングメモリを鍛える ひらがな計算に挑戦

目標時間 2分30秒　所要時間 □分□秒

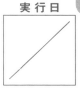

ひらがなで記された数字と、マークに置き換えた計算記号（＋や−）を、頭の中で計算式にして暗算します。できるだけ指を折ったりメモをしたりせず答えましょう。

（答えは99ページです）

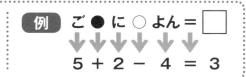

- ● ⇒ ＋
- ○ ⇒ −

に置き換えます。

例： ご●に○よん＝□
↓↓↓↓↓
5＋2−4＝3

問1　ご●よん○さん●に●なな＝□

問2　よん●はち●ろく○ご○に○に＝□

問3　ご●なな●はち○ろく○いち●なな○さん＝□

問4　はち●に●ろく●きゅう○いち●なな○はち●ご＝□

問5　きゅう●ろく●なな○きゅう○ご●さん○よん●ろく＝□

問6　はち●じゅう●なな○じゅうご●じゅうに●なな＝□

問7　にじゅう○じゅうさん●なな○よん●なな●じゅうなな＝□

問8　さんじゅうろく●にじゅうよん○じゅうろく○よん＝□

問9　よんじゅうよん○にじゅうに●さんじゅうご○じゅう＝□

問10　ごじゅうなな●さんじゅうはち○じゅうに○じゅう＝□

Q58の答え　問1 富士山　問2 錦帯橋　問3 桜島　問4 スカイツリー　問5 鳴門の渦潮　問6 軍艦島　問7 道頓堀

チャレンジパズル 9

リレー問題 くだものシークワーズ

タテ、ヨコ、ナナメに「イチゴ」「ミカン」「リンゴ」の3文字がたくさん隠れています。右から左、下から上に読む場合もあります。すべてを探し出したら、それぞれの個数を答えてください。想起力が鍛えられます。答えの数字を、次のページの「ナンバープレイス」のマスに当てはめます。　　（答えは124ページです）

ゴ	イ	ゴ	ン	リ	ゴ	イ	リ
ミ	チ	イ	ン	イ	チ	ン	ン
イ	カ	ン	チ	カ	イ	カ	リ
ミ	リ	ン	ゴ	ン	ミ	ン	ミ
ゴ	カ	リ	ミ	チ	ミ	カ	ン
ン	イ	ン	カ	リ	イ	チ	リ
リ	カ	ミ	ン	ゴ	ン	カ	ミ
ミ	イ	チ	ゴ	リ	チ	ゴ	ミ

答え

イチゴ　ア　個　　ミカン　イ　個　　リンゴ　ウ　個

この3つの数字が、次のページの「ナンバープレイス」のア、イ、ウのマスに入ります。

Q59の解答 問1 7　問2 6　問3 2　問4 14　問5 15　問6 3　問7 8　問8 9　問9 23　問10 30

リレー問題 ナンバープレイス

前のページの答えをア、イ、ウのマスに書き込み、46ページのルールに従ってナンプレを解きましょう。集中力が鍛えられます。A～Dのマスに入った数字を足した数が答えです。

（答えは124ページです）

Q60の解答　問1 15　問2 9　問3 17　問4 28　問5 13　問6 29　問7 34　問8 40　問9 47　問10 73

2

チャレンジパズル 10 Challenge!

🔥 カナつめナンクロ

すでに入っている「モ」のように、リストのカナをマスに入れ、クロスワードを完成させましょう。同じ数字のマスには同じカナが入ります。最後に、答え欄の数字の文字でできる言葉を答えてください。想起力が鍛えられます。　　（答えは124ページです）

リスト: □イ □オ □カ □コ □シ □ジ □タ ☑モ □ヤ

クロスワード盤面:
- 1行目: ⁸モ ⁴ノ キ ゴ ⁷
- 2行目: ヨ ² ⁸モ ¹ ■ ³
- 3行目: ⁴ ■ チ ■ ケ ⁵
- 4行目: ⁹ ⁹ ⁷ ³ ⁶ ■
- 5行目: ■ ⁵ バ ² ⁶ レ
- 6行目: リ ¹ ² ク ■ ¹

【文字対応表】

1	2	3	4	5	6	7	8	9
							モ	

答え

4	6	2	9

脳を刺激し、心をいやす
和歌なぞりがき

美しい言葉は心に響き、想像力を刺激します。美しい情景を思い浮かべながら、和歌をなぞってみましょう。手を動かして書くことでも脳を刺激することができます。最初の2ページは百人一首から、次の2ページでは近代の和歌からなじみ多いものを選びました。

百人一首①
春すぎて夏来にけらし白妙の衣ほすてふ天の香具山
持統天皇

百人一首②
天の原ふりさけ見れば春日なる三笠の山に出でし月かも
安倍仲麿

百人一首③
ちはやぶる神代もきかず竜田川からくれなゐに水くくるとは
在原業平朝臣

2 和歌なぞりがき
脳を刺激し、心をいやす

百人一首④
ひさかたの光のどけき春の日に
しづ心なく花の散るらむ
　　　　　　　　　　紀友則

百人一首⑤
花の色は移りにけりないたづらに
わが身世にふるながめせしまに
　　　　　　　　　　小野小町

百人一首⑥
田子の浦にうち出でて見れば白妙の
富士の高嶺に雪は降りつつ
　　　　　　　　　　山部赤人

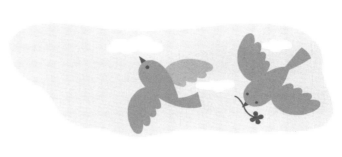

和歌①

白鳥は哀しからずや
空の青海のあをにも染まずただよふ

若山牧水

和歌②

金色の小さき鳥のかたちして
いちょう散るなり夕日の丘に

与謝野晶子

和歌③

清水へ祇園をよぎる桜月夜
こよひ逢う人みなうつくしき

与謝野晶子

和歌なぞりがき

脳を刺激し、心をいやす

和歌④

ふるさとの山に向ひて言ふことなし
ふるさとの山はありがたきかな

石川啄木

和歌⑤

ふるさとの訛なつかし停車場の
人ごみの中にそを聴きにゆく

石川啄木

和歌⑥

東海の小島の磯の白砂に
われ泣きぬれて蟹とたはむる

石川啄木

スペシャル問題
難問！漢字パズル

解きがいのある漢字パズルと、クロスワードパズルをご用意しました。
いろいろな言葉を思い出すことで、想起力が鍛えられます。

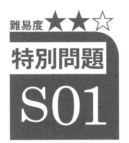

想起力を鍛える
漢字間違い探し

目標時間 5分 00秒　　所要時間 □分 □秒

ふりがなのついた漢字には間違いがあります。正しい漢字に直してください。

（答えは107ページです）

問1 短刀(たんとう)直入に。

問2 若干(じゃっかん)二十歳なのに立派だ。

問3 責任を転化(てんか)するのは卑怯だろう。

問4 野性動物(やせいどうぶつ)を守る。

問5 彼の発想は奇相転外(きそうてんがい)だ。

問6 危期一発(ききいっぱつ)の場面だ。

問7 首相の初心(しょしん)表明演説を聞く。

105

特別問題 S02 — 想起力を鍛える 難読漢字仲間はずれ探し

難易度 ★★☆

目標時間 5分00秒　所要時間 □分□秒

実行日

単語の読みを、□に1字ずつひらがなで書いてください。各問のなかに1つだけ、種類の違うものがあります。その単語は何ですか？　○をつけましょう。　（答えは108ページです）

問1

① 薔薇
② 菖蒲
③ 紫陽花
④ 蒲公英
⑤ 向日葵
⑥ 郭公

問2

① 杏
② 苺
③ 李　ヒント…酸桃と書くこともあります
④ 石榴　ヒント…柘榴とも書きます
⑤ 筍
⑥ 無花果

問3

① 南瓜
② 冬瓜　ヒント…夏の作物です
③ 芍薬
④ 自然薯
⑤ 大蒜
⑥ 茄子

問4

① 栗鼠　ヒント…木の実が大好き
② 土竜
③ 麒麟
④ 河豚
⑤ 河馬
⑥ 駱駝

106

特別問題 S03 想起力を鍛える はみだしつめクロス

難易度 ★★☆

目標時間 10分00秒　所要時間 　分　秒

マス目の上と右にある漢字を、例のように言葉を作りながら、タテ列、ヨコ列の空きマスに入れていきます。マスが全部埋まると、2文字残ります。その2つの文字でできる言葉を答えてください。

（答えは125ページです）

答え　□□

S01の答え　問1 単刀　問2 弱冠　問3 転嫁　問4 野生動物　問5 奇想天外　問6 危機一髪　問7 所信

1 特別問題 S04 難易度 ★★☆

想起力を鍛える
はみだしつめクロス

目標時間 10分 00秒　　所要時間 　分　秒

マス目の上と右にある漢字を、107ページの例のように言葉を作りながら、タテ列、ヨコ列の空きマスに入れていきます。マスが全部埋まると、2文字残ります。その2つの文字でできる言葉を答えてください。

（答えは125ページです）

答え □□

	所物留	線道開	遊電林	水山	心地玉	家機発	内様	安供転	会丁全		
						待			夕	七	見
			具							一	産
				砂			口			展	八
						規		起		糖	花
	男								英	前	模
					葱					路	子
	停		積				見			話	面
				透				目		明	守
				庫						王	車

S02の答え

問1 ⑥郭公（①ばら ②しょうぶ ③あじさい ④たんぽぽ ⑤ひまわり ⑥かっこう）
問2 ⑤筍（①あんず ②いちご ③すもも ④ざくろ ⑤たけのこ、たこうななど ⑥いちじく）
問3 ③芍薬（①かぼちゃ ②とうがん ③しゃくやく ④じねんじょ ⑤にんにく、おおびる ⑥なす）
問4 ④河豚（①りす ②もぐら ③きりん ④ふぐ、ふく ⑤かば ⑥らくだ）

想起力を鍛える 漢字取り出しパズル

目標時間 **10**分 **00**秒　　所要時間 □分 □秒

すでに入っている漢字をヒントに、中央の太ワクの漢字をまっすぐに上下左右のいずれかに取り出して3文字熟語を作りましょう。文字はそれぞれ一度しか使いません。周囲にできる熟語は、上から下、左から右に読みます。最後に残った漢字でできる四字熟語を答えてください。

（答えは125ページです）

答え □□□□

2

想起力を鍛える 漢字つめナンクロ

目標時間 **10**分 **00**秒　　所要時間 　分　秒

　実行日

すでに入っている「上」のように、リストの漢字をマスに入れ、クロスワードを完成させましょう。同じ数字のマスには同じ漢字が入ります。最後に、答え欄の数字の文字でできる言葉を答えてください。

（答えは125ページです）

リスト

- ☐ 化
- ☐ 機
- ☐ 産
- ☐ 出
- ☑ 上
- ☐ 場
- ☐ 電
- ☐ 品
- ☐ 変

【文字対応表】

1	2	3	4	5	6	7	8	9
								上

答え

2	4

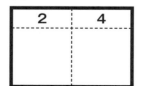

特別問題 S07 想起力を鍛える 漢字つめナンクロ

難易度 ★★☆

目標時間 10分00秒　所要時間 　分　秒

実行日

すでに入っている「生」のように、リストの漢字をマスに入れ、クロスワードを完成させましょう。同じ数字のマスには同じ漢字が入ります。最後に、答え欄の数字の文字でできる言葉を答えてください。

（答えは125ページです）

リスト: □画 □会 □議 □劇 □市 □人 ☑生 □代 □日 □年

【文字対応表】

1	2	3	4	5	6	7	8	9	10
				生					

答え

10	1

想起力を鍛える クロスワードパズル

目標時間 15分 00秒　所要時間 　分　秒

タテのカギ、ヨコのカギをヒントに、カタカナでマス目を埋めていきます。完成したら、A〜Cのマスの文字を書き込み、言葉を完成させましょう。

（答えは125ページです）

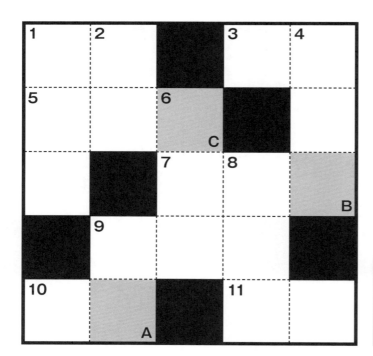

タテのカギ

1. フランスはパリ、韓国はソウル
2. ○○は道連れ、世は情け
4. 人間国宝は「重要○○○文化財保持者」の通称
6. 運転初心者のマーク
8. 100年を1とする時代区分
9. サクラは馬の肉、モミジは何の肉？

ヨコのカギ

1. おいしい料理に○○鼓を打つ
3. ホースやタイヤの素材
5. 結婚式で新郎新婦が交換
7. 太陽系の四番目
9. 演技。さすが名優、うまいねぇ〜！
10. 能ある○○は爪を隠す
11. 50円硬貨にデザインされている花

想起力を鍛える 漢字クロスワードパズル

目標時間 15分 00秒　所要時間 □分 □秒

タテのカギ、ヨコのカギをヒントに、漢字でマス目を埋めていきます。完成したら、AとBのマスの文字を書き込み、言葉を完成させましょう。

（答えは125ページです）

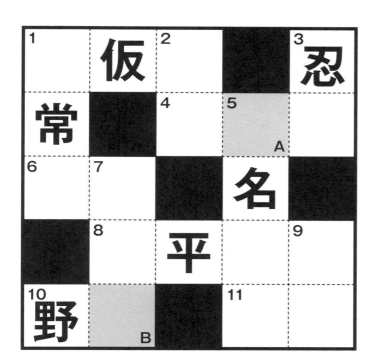

A	B

タテのカギ

1. 突然の出来事に動揺し、○○○を失う
2. 観光で訪れる人も
3. 拙者、伊賀出身でござる
5. 評判ばかりが良くて中身がないこと
7. 釣り好きの人
9. 個人的な気持ち。○○を挟む

ヨコのカギ

1. 漢字をくずして作られた文字
4. つまりは持ち主
6. 「ところてん」漢字で書くと？
8. 裁判官のモットーとも言える四字熟語
10. 「天下を取る」と信長が抱いた
11. 実際の様子

特別問題 S10 難易度★★★

想起力を鍛える クロスワードパズル

目標時間 **20**分 **00**秒　所要時間 □分 □秒

タテのカギ、ヨコのカギをヒントに、カタカナでマス目を埋めていきます。完成したら、A～Eのマスの文字を書き込み、言葉を完成させましょう。

（答えは125ページです）

A	B	C	D	E

タテのカギ

1. 住んでいた家から、別の家に移ること
2. ○○○の敵は今日の友
3. ヘア○○は髪の手入れ
4. 富士山は世界文化○○○
5. 飛行機が空へ飛び立つこと
8. 海峡、三味線、じょんから節といえば
10. キンピラといえばこの野菜
12. 書類などに署名すること
14. 物事の初歩
15. 最も得意な芸。十八番
16. 水道の蛇口
17. おめでたい場で述べる、お祝いの言葉
18. 「またいとこ」とも言う
20. 年長者。⇔ジュニア
22. 童話『王様の耳は○○の耳』
24. 犬が○○向きゃ尾は東

ヨコのカギ

1. 同点のまま試合終了
4. 停泊する船が水底に沈める、鉄製のおもり
6. 鬼の頭にニョッキリと1本、2本
7. ○○○寒さも彼岸まで
9. かわるがわる。たがいちがい
11. 本物の美術品に見せかけたニセ物
13. 食材などをゆでること
15. 行きの道。帰り道は「復路」
16. 注意して、しっかり見張ること
18. 5月の第2日曜日は「○○の日」
19. そのチームや一家を支える人
21. ○○○変われば品変わる
23. スタミナ野菜の代表格。ガーリック
25. 段差や仕切りをなくした○○○フリー住宅
26. 「ああしろ、こうしろ」と出す

特別問題 S11 — 想起力を鍛える 漢字クロスワードパズル

難易度 ★★★
目標時間 20分00秒　所要時間 　分　秒

タテのカギ、ヨコのカギをヒントに、漢字でマス目を埋めていきます。完成したら、A〜Dのマスの文字を書き込み、言葉を完成させましょう。
（答えは125ページです）

(クロスワードパズル盤面：ヒント文字は 手・先・握・二・離・剋・生・誤・系・命・長・真・点・類・生 など)

A	B

C	D

タテのカギ

1. 平安時代の重〜いお召し物
2. 水辺も走行可能な〇〇〇〇車
3. 日本では東京がもっとも多い
4. 契約成立でガシッと交わす
7. タテ社会に起こりうる権力奪取
9. ほかとは違う、〇〇のセンスが光る
12. たどればご先祖様がズラリ
13. イタリアを取り囲む
14. 意思の通じ具合。君とは〇〇が合う
15. ミスプリント
18. うまい！ そっくり！
19. この掛け軸、偽物だったよ
21. 実物と同じ大きさ
23. 服薬するのはだいたいこのタイミング
25. 親戚が大集合することも

ヨコのカギ

1. 「御用だ、御用だ！」と振りかざす
2. 港に出入りする船を案内する人
5. 飛行機のテイクオフ
6. しゃべるの苦手…
8. 自分ひとり
10. カエルやイモリは〇〇類
11. お金持ちが所有する〇〇〇ジェット機
13. 話題の映画がついに〇〇〇で初放送！
16. 的にバスンッ！
17. 花の名前を調べるのに使う
20. イルカウオッチングで繰り出す
22. おばちゃん、日替わり1つ
24. 洋服を作るために測る
26. そっくりなところ
27. とても大切にすること

カラーパズル・イラストパズルの解答

Q1 （2ページ）
- 問1 C（A＝1719円、B＝1278円、C＝1725円）
- 問2 2177円

Q2 （3ページ）

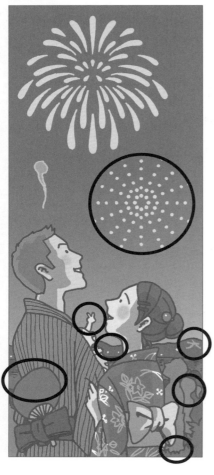

Q3 （4ページ）

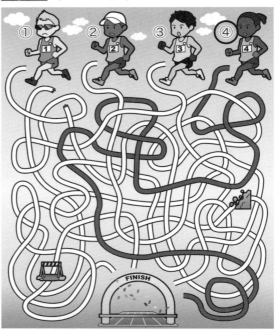

Q5 （6ページ）

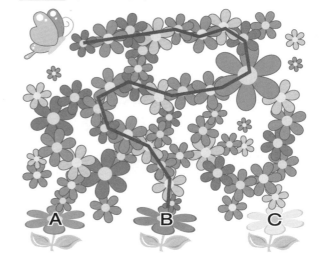

Q4 （5ページ）
- 問1 3頭
- 問2 1頭
- 問3 ある
- 問4 9貫

Q6 （7ページ）
- 問1 鳥取砂丘
- 問2 天橋立
- 問3 五稜郭
- 問4 白川郷
- 問5 松島
- 問6 レインボーブリッジ
- 問7 黒部ダム

Q7 (8ページ)
関東・高校

Q8 (9ページ)

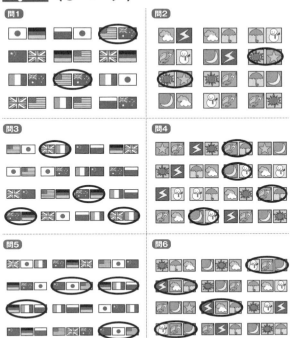

Q9 (10ページ)

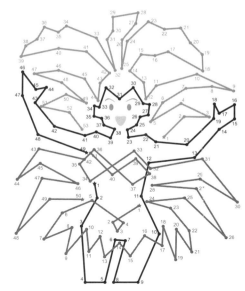

解答例　リオのカーニバル、サンバカーニバル、踊り子など

Q10 (11ページ)
問1 銀メダル　　**問2** サッカーボール

Q12 (13ページ)

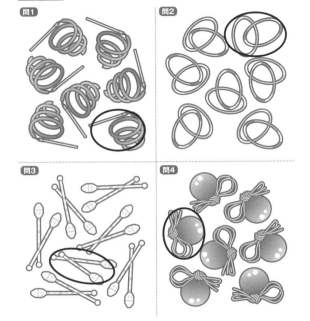

Q11 (12ページ)

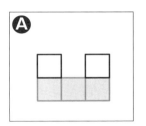

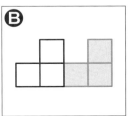

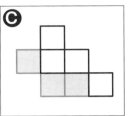

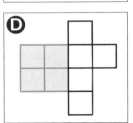

2

Q14 （15ページ）
- 問1　書店、本屋
- 問2　白と水色（または白と青）
- 問3　3人
- 問4　こもれび
- 問5　バラ

Q24 （39ページ）
布

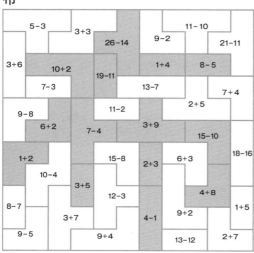

Q30 （55ページ）
地球儀

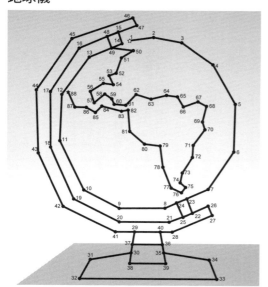

Q19 （34ページ）

問1	〒※☎　＆℃※　√☎♨	問2	∞<≠　±≒±　≠▲≒
	(♨☎✓)　♨@℃　☎〒※　℃√＆		±◎∞　∞>▲　(≒▲±)　<◎▲
	℃＆@　※@〒　♨〒☎　〒※＆		±≠±　≠▲∞　≠≒▲　∞≒±
	♨☎@　〒☎＆　(♨☎√)　√＆〒		∞±>　(≒▲±)　<∞±　◎◎≒

問3	@＆☎　℃＆♨　＆@@　℃@℃	問4	<≒◎　▲±<　>±≒　(±∞≒)
	√＆☎　(＆√※)　＆@〒　(〒@〒)　＆※※		>∞▲　±∞≒　▲▲◎　∞∞≒　∞±∞
	℃※☎　☎√〒　@@@　※℃＆　♨√♨		(◎◎▲)　<≒≠　<∞◎　∞◎±　(◎◎▲)
	♨※@　(〒@〒)　＆@♨　☎♨℃　√※＆		≒∞∞　<±∞　(±∞≒)　>≠≒　±≒∞
	√〒＆　〒☎※　@〒℃　＆＆@　(＆√※)		>±◎　∞▲▲　±±◎　◎◎≠　∞≠◎

問5	※＆√　＆＆＆　(♨♨@)　℃♨＆	問6	>∞±　>◎　▲◎±　≒<±
	@〒☎　〒☎♨　※〒♨　√@℃　〒〒√		±∞>　≠≒≠　▲∞≒　≠<∞　(>≒▲)
	√♨℃　☎＆〒　(℃※＆)　＆√☎　♨@♨		∞>◎　<≠◎　◎<±　≠≒≒　∞<∞
	(℃※＆)　√√〒　♨〒※　℃√@　(♨♨@)		±±≠　＆±▲　∞◎>　(<≠◎)　<∞▲
	☎℃〒　＆@〒　※☎℃　☎〒√　@♨@		(>≒▲)　<∞≒　∞≒≒　±≒±　◎±▲

Q29 （54ページ）

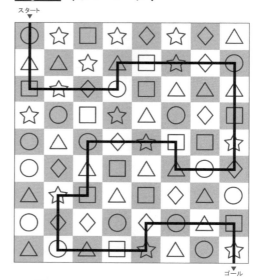

Q31 （56ページ）

問1			
4	2	1	3
1	3	4	2
3	1	2	4
2	4	3	1

問2			
3	2	4	1
1	4	2	3
2	1	3	4
4	3	1	2

問3			
2	1	3	4
3	4	2	1
4	2	1	3
1	3	4	2

問4			
2	4	1	3
3	1	2	4
1	3	4	2
4	2	3	1

問5			
4	1	3	2
2	3	4	1
1	2	3	4
3	2	1	4

問6			
1	3	2	4
2	4	1	3
4	1	3	2
3	2	4	1

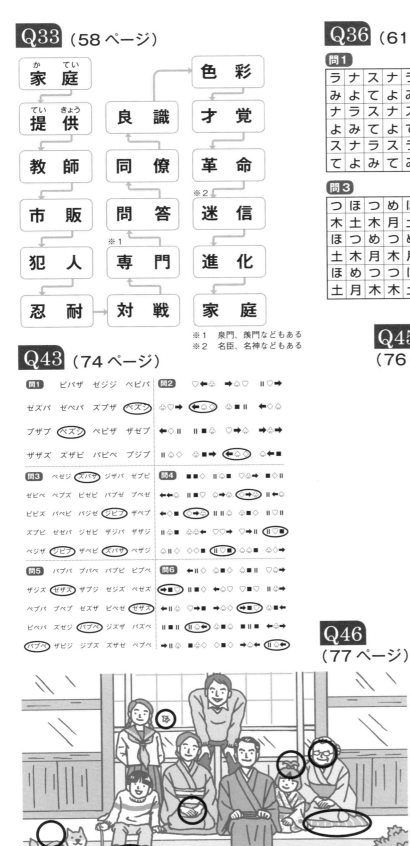
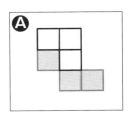
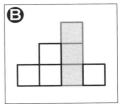
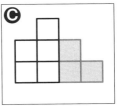
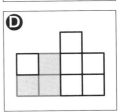

1

Q48 (79ページ)

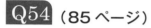

評

20-14	3+1		7+4	9-1		17-8	
	19-18		6+7		5+2		16-3
8+2	14-10			31-26		2+4	
1+2	30-18	24-10	6-2		3+7	16-9	8+4
	6+1			8+3	9+5		
7-2		6+2				15-13	
	27-14		25-15		5-1		8+5
3+6		4-2		5+1	1+9	6+8	
9+4	2+2		7+5	2-1		10-1	
	29-18						
6+4		18-11		17-9	20-13	2+3	9-6

Q53 (84ページ)

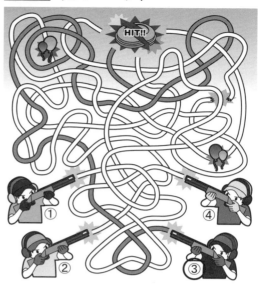

Q54 (85ページ)

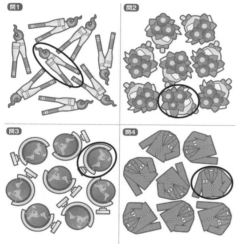

Q55 (86ページ)

問1

1	2	4	3
4	3	2	1
3	4	1	2
2	1	3	4

問2

4	1	2	3
2	3	4	1
1	2	3	4
3	4	1	2

問3

2	1	4	3
3	4	1	2
1	2	3	4
4	3	2	1

問4

3	4	2	1
2	1	3	4
1	3	4	2
4	2	1	3

問5

4	3	1	2
1	2	3	4
3	4	2	1
2	1	4	3

問6

1	4	3	2
3	2	1	4
2	3	4	1
4	1	2	3

問7

2	3	1	4
4	1	3	2
1	4	2	3
3	2	4	1

Q57 (94ページ)

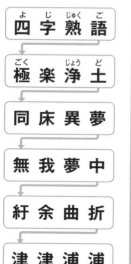
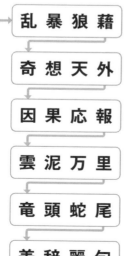

四字熟語 → 極楽浄土 → 同床異夢 → 無我夢中 → 紆余曲折 → 津津浦浦 → 乱暴狼藉 → 奇想天外 → 因果応報 → 雲泥万里 → 竜頭蛇尾 → 美辞麗句

チャレンジパズルの解答

2 (18ページ) / (19ページ)

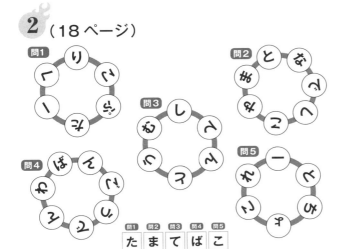

4 (47ページ)

9	1	2	7	8	3	6	4	5
7	8	5	9	4	6	1	2	3
3	6	4	2	1	5	7	8	9
1	4	9	5	6	8	2	3	7
5	7	3	1	9	2	6	4	8
6	2	8	3	7	4	9	5	1
8	3	1	4	2	7	5	9	6
2	5	7	6	3	9	4	1	8
4	9	6	8	5	1	3	7	2

7	4	6	1	8	3	5	9	2
2	9	8	5	7	4	1	6	3
3	5	1	6	9	2	8	7	4
6	8	2	7	5	1	4	3	9
1	7	4	3	6	9	2	5	8
5	3	9	4	6	8	2	1	7
8	1	3	9	4	5	7	2	6
9	6	5	2	1	7	3	4	8
4	2	7	8	3	6	9	5	1

$\overset{A}{6} + \overset{B}{3} + \overset{C}{5} + \overset{D}{4} =$ 答え **18**

5 (69ページ)

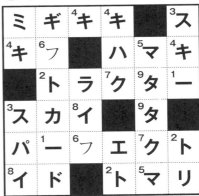

スタート: 3 9 1 2

6 (70ページ) 時計 / (71ページ)

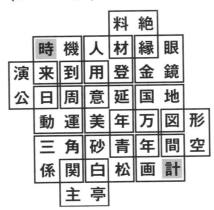

全員集合

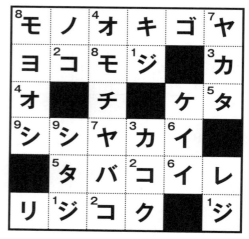

スペシャル問題の解答

S03（107ページ）
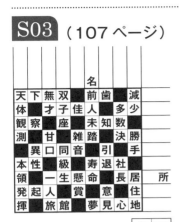

S04（108ページ）
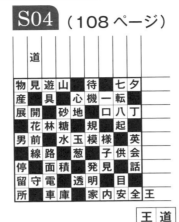

S06（110ページ）
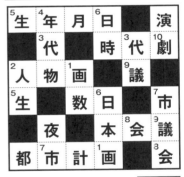

S05（109ページ）

S07（111ページ）

S08（112ページ）
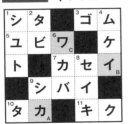

S09（113ページ）

S10（114ページ）
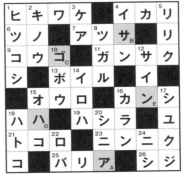

S11（116ページ）
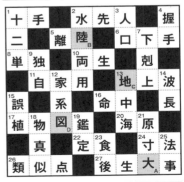

1日5分　朝の脳トレ強化習慣　記録シート

1日ごとに解いたパズルの正解数をつけましょう。その日に何問正解したか記録をつけておくと、毎日の脳トレの成果が一目でわかるので、やる気や意欲が高まります。また、後日もう一度チャレンジしたときの目安にもなります。

1週目	月　日（1日目）		月　日（2日目）		月　日（3日目）		月　日（4日目）		月　日（5日目）	
問題	Q 1	Q 2	Q 3	Q 4	Q 5	Q 6	Q 7	Q 8	Q 9	Q 10
正解数	問／2問	問／1問	問／1問	問／4問	問／1問	問／7問	問／1問	問／6問	問／1問	問／2問

1週目	月　日（6日目）		月　日（7日目）	
問題	Q 11	Q 12	Q 13	Q 14
正解数	問／4問	問／4問	問／1問	問／5問

2週目	月　日（8日目）		月　日（9日目）		月　日（10日目）		月　日（11日目）		月　日（12日目）	
問題	Q 15	Q 16	Q 17	Q 18	Q 19	Q 20	Q 21	Q 22	Q 23	Q 24
正解数	問／2問	問／8問	問／1問	問／5問	問／6問	問／2問		問／4問	問／12問	問／1問

2週目	月　日（13日目）		月　日（14日目）	
問題	Q 25	Q 26	Q 27	Q 28
正解数	問／9問	問／8問	問／6問	問／10問

3週目	月　日（15日目）		月　日（16日目）		月　日（17日目）		月　日（18日目）		月　日（19日目）	
問題	Q 29	Q 30	Q 31	Q 32	Q 33	Q 34	Q 35	Q 36	Q 37	Q 38
正解数	問／1問	問／1問	問／6問	問／4問	問／1問	問／8問	問／10問	問／3問		問／2問

3週目	月 日(20日目)	月 日(21日目)					
問題	Q39	Q40	Q41	Q42			
正解数	問/3問	問/8問	問/10問	問/3問			

4週目	月 日(22日目)	月 日(23日目)	月 日(24日目)	月 日(25日目)	月 日(26日目)		
問題	Q43	Q44	Q45	Q46	Q47	Q48	Q49	Q50	Q51	Q52
正解数	問/6問	問/2問	問/4問	問/1問	問/12問	問/1問	問/9問	問/1問	問/6問	問/10問

4週目	月 日(27日目)	月 日(28日目)			
問題	Q53	Q54	Q55	Q56	
正解数	問/1問	問/4問	問/7問	問/6問	

5週目	月 日(29日目)	月 日(30日目)		
問題	Q57	Q58	Q59	Q60
正解数	問/1問	問/7問	問/10問	問/10問

チャレンジ問題	月 日	月 日	月 日	月 日	月 日	月 日	月 日	月 日	月 日	月 日
問題	C01	C02	C03	C04	C05	C06	C07	C08	C09	C10
正解数	問/4問	問/6問	問/4問	問/1問	問/1問	問/1問	問/4問	問/2問	問/2問	問/1問

スペシャル問題	月 日	月 日	月 日	月 日	月 日	月 日	月 日	月 日	月 日	月 日	月 日
問題	S01	S02	S03	S04	S05	S06	S07	S08	S09	S10	S11
正解数	問/7問	問/4問	問/1問	問/1問	問/1問	問/1問	問/1問	問/1問	問/1問	問/1問	問/1問

監修

篠原菊紀（しのはら きくのり）

諏訪東京理科大学共通教育センター教授（脳科学・健康教育学・精神衛生学）。茅野市縄文ふるさと大使。長野県茅野市出身。東京大学教育学部卒業。同大学院教育学研究科修了。「学習しているとき」「運動しているとき」「遊んでいるとき」など日常的な場面での脳活動を研究している。テレビ、ラジオ、書籍などの著述・解説・実験・監修を多数務める。

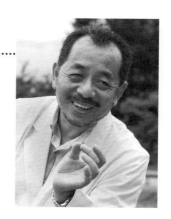

問題作成	株式会社スカイネットコーポレーション、実方藤男
イラスト	秋田綾子、石崎伸子
本文デザイン	株式会社ブエノ
ＤＴＰ	有限会社新榮企画
編集協力	株式会社スリーシーズン
編集担当	梅津愛美（ナツメ出版企画株式会社）

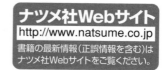

ナツメ社Webサイト
http://www.natsume.co.jp
書籍の最新情報（正誤情報を含む）はナツメ社Webサイトをご覧ください。

30日で脳がみるみる若返る
1日5分 朝の脳トレ強化習慣

2016年8月31日　初版発行
2017年4月10日　第2刷発行

Shinohara Kikunori,2016

監修者　篠原菊紀（しのはらきくのり）
発行者　田村正隆

発行所　株式会社ナツメ社
　　　　東京都千代田区神田神保町1-52　ナツメ社ビル1F（〒101-0051）
　　　　電話 03（3291）1257（代表）　FAX 03（3291）5761
　　　　振替 00130-1-58661
制　作　ナツメ出版企画株式会社
　　　　東京都千代田区神田神保町1-52　ナツメ社ビル3F（〒101-0051）
　　　　電話 03（3295）3921（代表）
印刷所　株式会社リーブルテック
ISBN978-4-8163-6094-7
Printed in Japan

＜定価はカバーに表示してあります＞＜乱丁・落丁本はお取り替えします＞
本書に関するお問い合わせは、上記、ナツメ出版企画株式会社までお願いいたします。

本書の一部または全部を著作権法で定められている範囲を超え、ナツメ出版企画株式会社に無断で複写、複製、転載、データファイル化することを禁じます。